作者简介

田舍之，国学教育家、汉字文化家、中国书法家协会会员、中国青少年传统文化教育研究院高级研究员。著有「舍之和你学汉字」系列《汉字可以这样画》、《汉字可以这样写》、《汉字可以这样解》，与简山合作画本《汉字智慧》和《书法智慧》，及《汉字中国》丛书。

海恩茨·费尔伯特是德国萨克森州麦森市一所文理中学的艺术教师，德累斯顿艺术家协会会员。从1996年开始学习中国书法，二十多年来他将书法与版画艺术结合起来，并以寓教于乐的方式教德国中学生写汉字。

李阳，旅德学者，作家，业余词曲家。德国《华商报》特约撰稿人。德国华育出版社主编。出版有《五音之谜——实证黄帝内经五音疗法》，《经络·从生物波到细胞》，《郭林气功》德语版，《子午流注德文普及绘本》等专著。现致力于《根汉字唱中文》快速识字教材的编撰。

Worte des Autors

Über die Zahlen

Die Zahlen sind die Kerne der chinesischen Philosophie. Eins, Drei, Fünf, Sieben und Neun sind die Yang-Nummern, und Acht, Sechs, Vier und Zwei die Yin-Nummern. Jede Nummer hat eine Bedeutung und ein eingenes ‚Königreich', zum Beispiel, Eins ist die Zahl für den Anfang, Drei für die Entwicklung, Fünf für die Reife, Sieben für extrem und Neun für sich verwandeln.

——**Tian Shezhi** berühmte Kalligraph und Sinologe

Chinesische Schriftbilder

Durch die chinesische Schrift erfährt man Wissenswertes über die Geschichte des Landes und über deren Kultur. Mit der Erfindung der Schrift, die man Cang Jie zuschrieb, glaubte man, dass jetzt die Einheit zwischen Himmel und Erde hergestellt ist, der Mensch den Göttern ebenbürtig gegenüber steht und der Himmel seine Geheimnisse nicht mehr vor den Menschen verbergen kann. Die ältesten 4500 Jahre alten Schriftproben wurden am Gelben Fluss gefunden mit Inschriften in Tierknochen oder Schildkrötenpanzer, die sogenannten Orakelzeichen. Jedes Zeichen entspricht einer Silbe, einem Wort oder einer Wortgruppe.

——**Heinz Ferbert** ehemaliger Lehrer am Gymnasium Großenhain, Mitglied im Künstlerbund Dresden e. V., ehemaliger Lehrbeauftragter in der Lehrerausbildung

Ein schneller Weg

Um Chinesisch zu lernen, fängt man heute oft mit ‚Ni Hao! Hast du gegessen?''an. Danach dauert es zehn oder zwanzig Jahre, bis man den Kern von chin. Literatur lesen kann. Mit diesem Reim versuche ich, die Schlüsselwörter von unserer Kultur schon in den ersten Stunden zu vermitteln. Die ersten 45 Wurzel Hanzi illustrieren, wie es angefangen hat, und die Bedeutung wird durch Übungen erklärt bzw. gefestigt. In dieser Reihe kommt noch Bilderbücher mit allen 300 Wurzel Hanzi. Das sind die Grundsätze, damit man alle 5000 Hanzi weiter bauen kann. Ein Audio von dem Reim finden Sie an mein Website unter www.dao-de.org.

——**Li Yang**, Schriftstellerin, MSc nachhaltige Resource Management TU München

根字谣
Gen Zi Yao

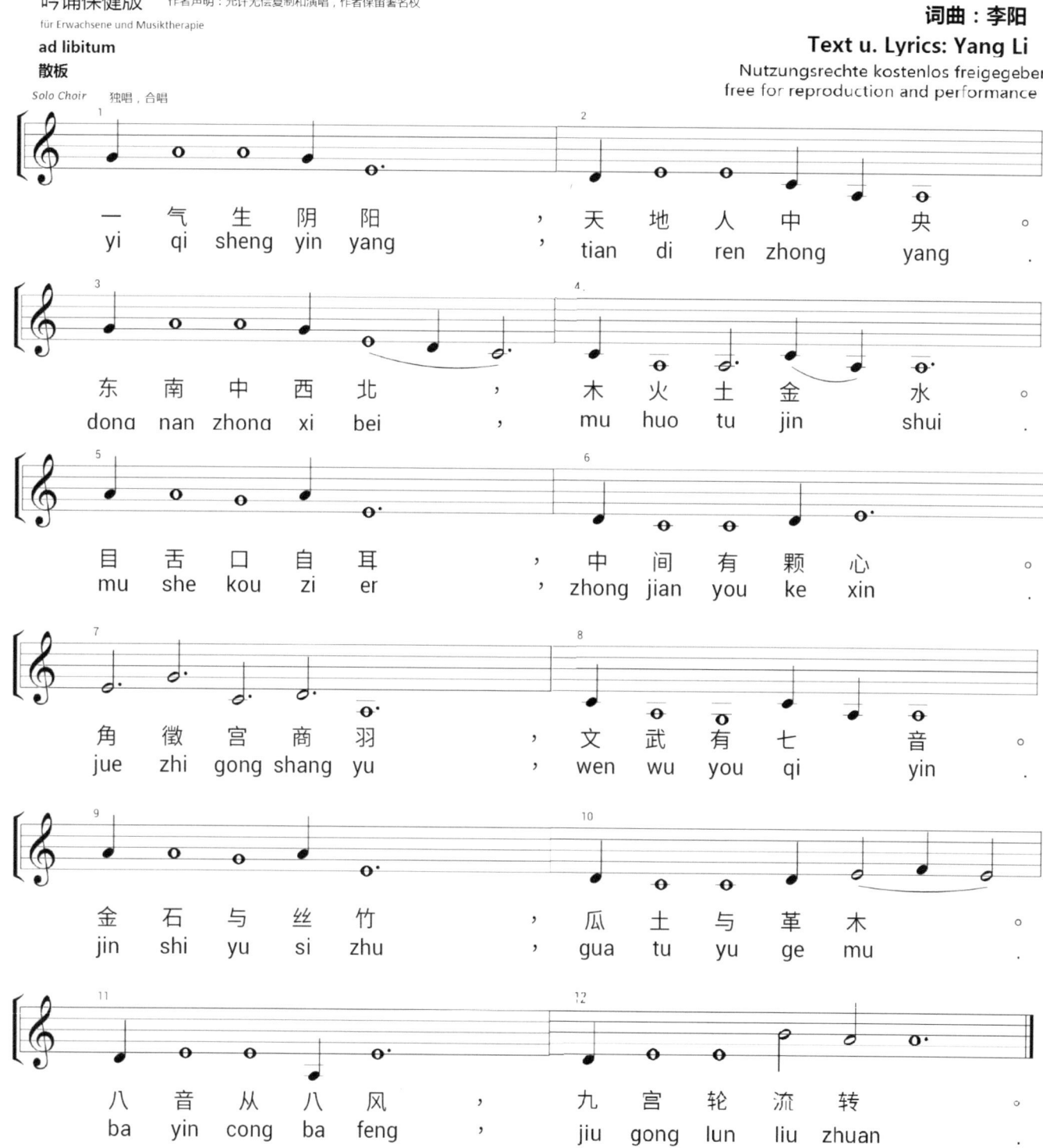

根字谣

儿歌版 für Kinder　　　　　Nutzungsrechte freigegeben

1=F 八拍子　　　　　　　　词曲：李阳

中板

‖: 3 5 1 2 6 - - x | 3 1 1 6 2 - - x |
　　一气生阴阳　　　　天地人中央

　　3 1 1 3 2 - - x | 2 5 7 3 1 - - x |
　　东南中西北　　　　木火土金水

　　3 3 6 3 2 - - x | 2 1 2 6 5 - - x |
　　目舌口自耳　　　　中间有颗心

　　3 5 1 2 6 - - x | 2 3 6 3 1 - - x |
　　角徵宫商羽　　　　文武有七音

　　3 1 1 3 2 - - x | 1 6 1 6 5 - - x |
　　金石与丝竹　　　　瓜土与革木

　　3 5 1 1 2 - - x | 6 1 3 2 1 - - x :‖
　　八音从八风　　　　九宫轮流转

德国华育出版社《根汉字 唱中文》系列教材之 总诀
www.dao-de.org

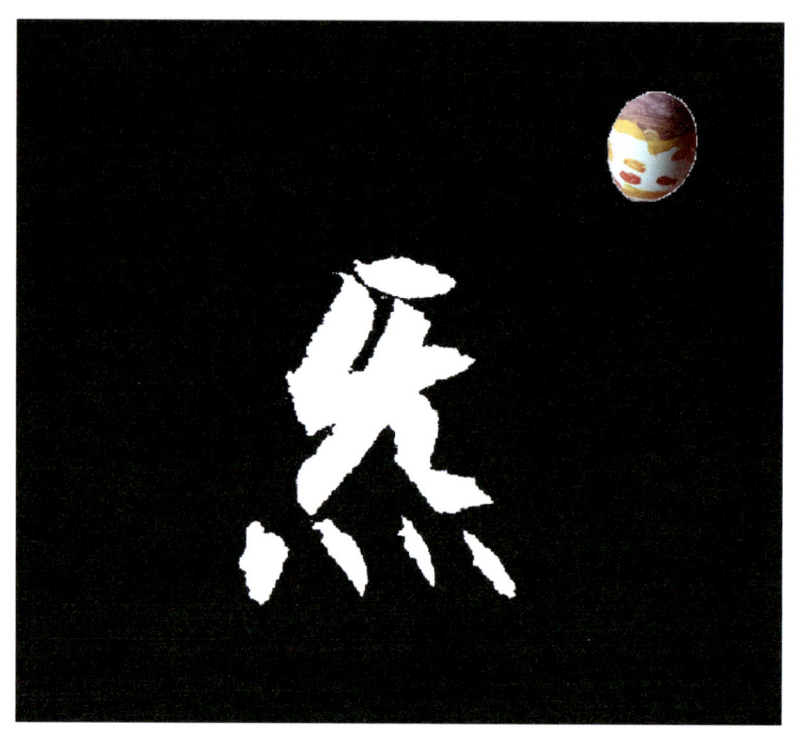

Qi

無中生有

Aus Nichts wird etwas, es heißt Qi.

Es gibt Gegenstände, die nicht sichtbar sind, aber man kann sie trotzdem spüren. Male sie auf!

议：哪些东西，看不到，却存在？画下来。

Es gibt Gegenstände, die nicht sichtbar sind, aber man kann sie trotzdem spüren. Male sie auf!

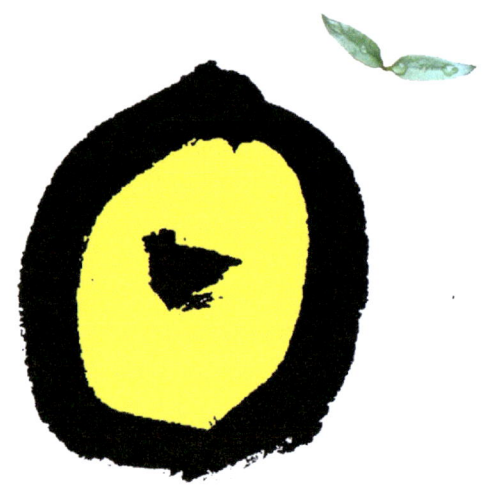
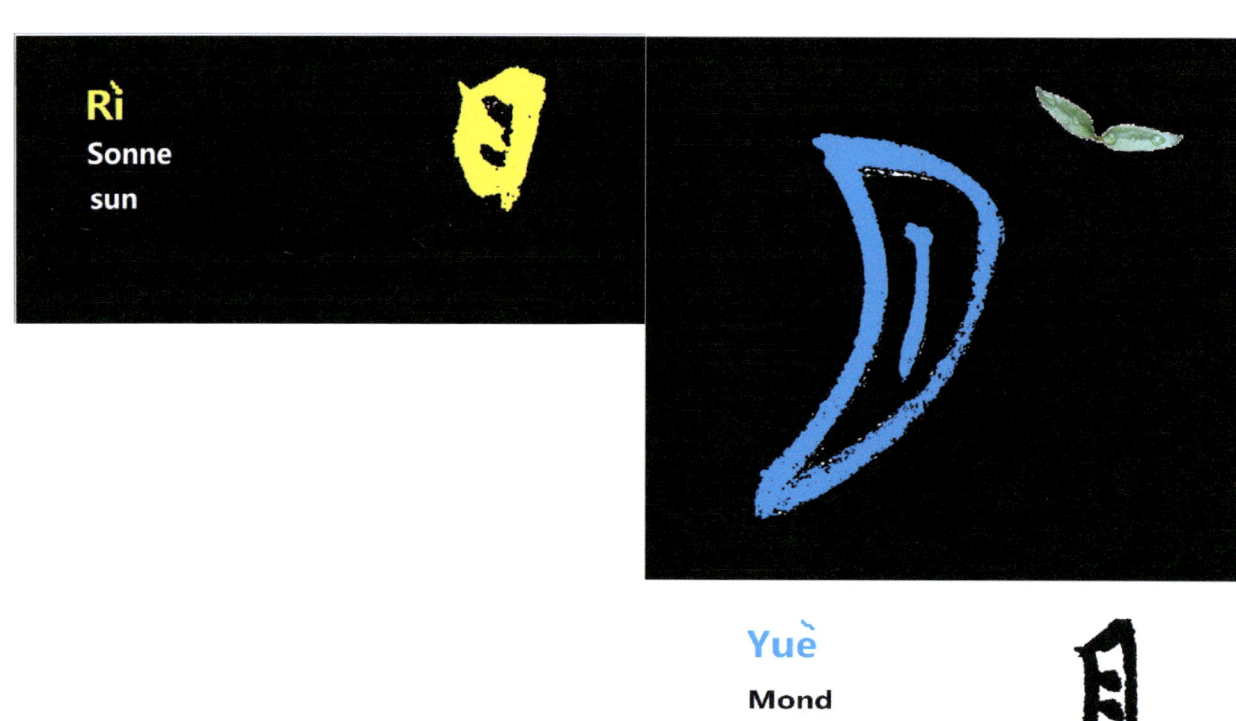

一炁生阴阳

Aus Eins wird Zwei wie Yin und Yang.

Die Sonne entspricht Yang,
der Mond entspricht Yin.
Male die Schriftzeichen aus.

填色：
向阳的山坡，是阳坡。
山坡上有月亮，是阴坡。

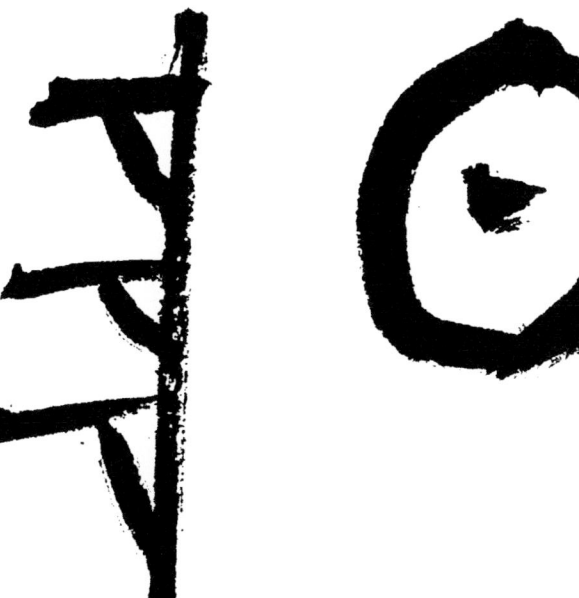

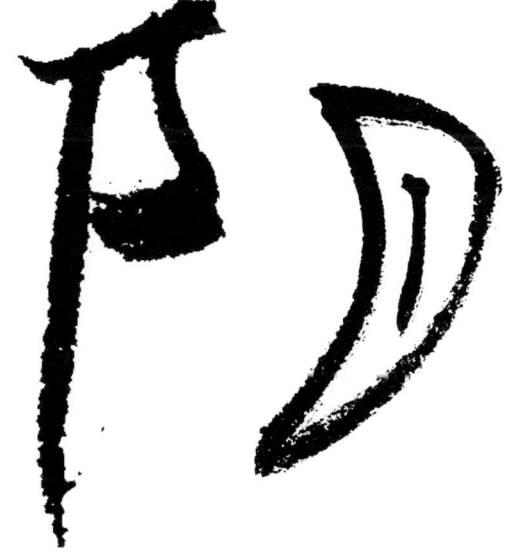

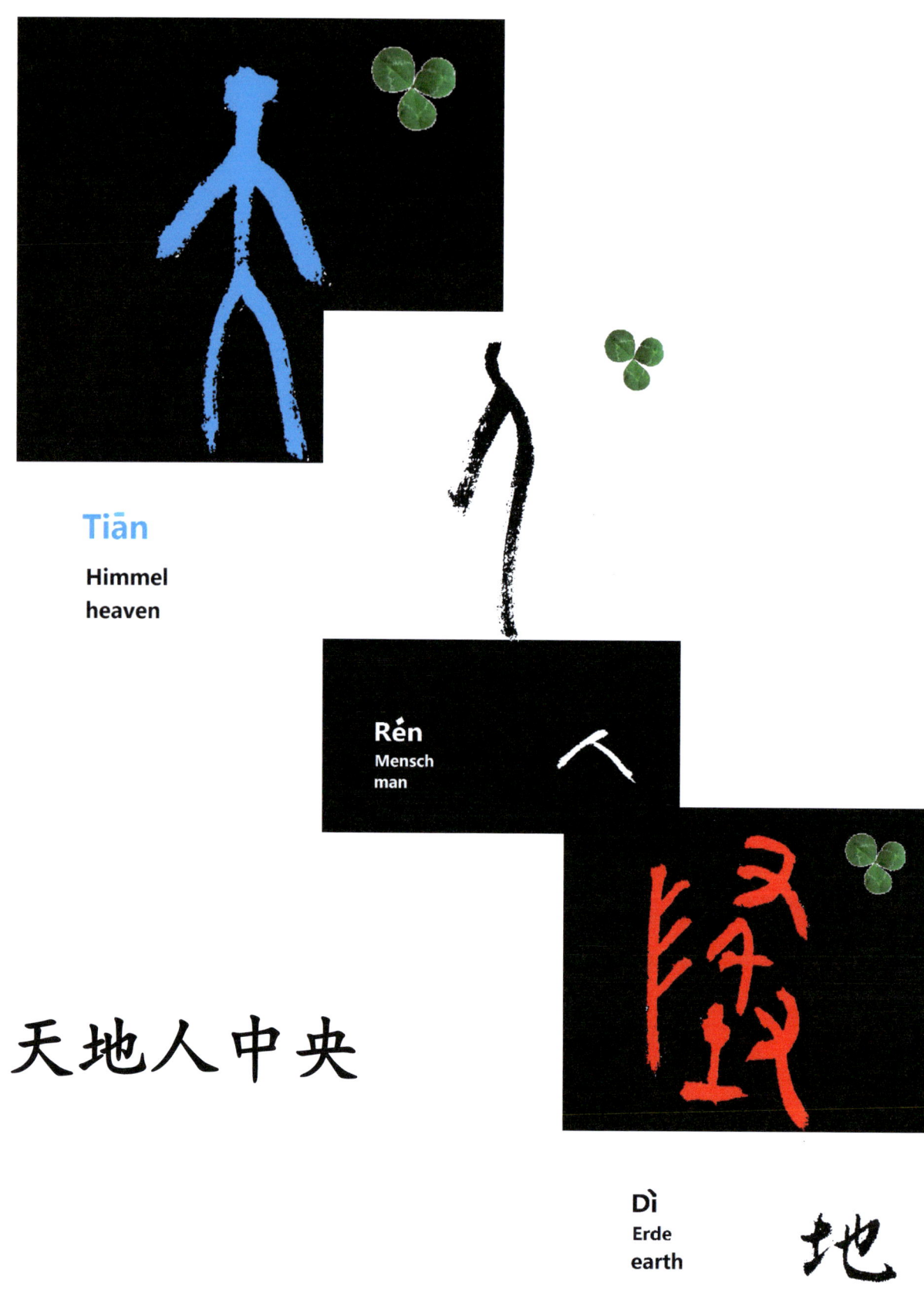

天地人中央

Aus Zwei wird Drei,
wie Himmel, Mensch und Erde.

Gongfu im Stil:
als Verbindung von Himmel und Erde.

练：站桩，体会人在天地间

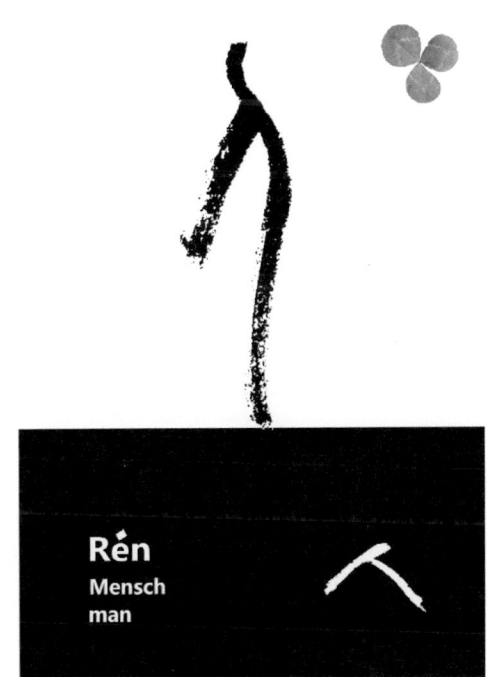

Rén
Mensch
man

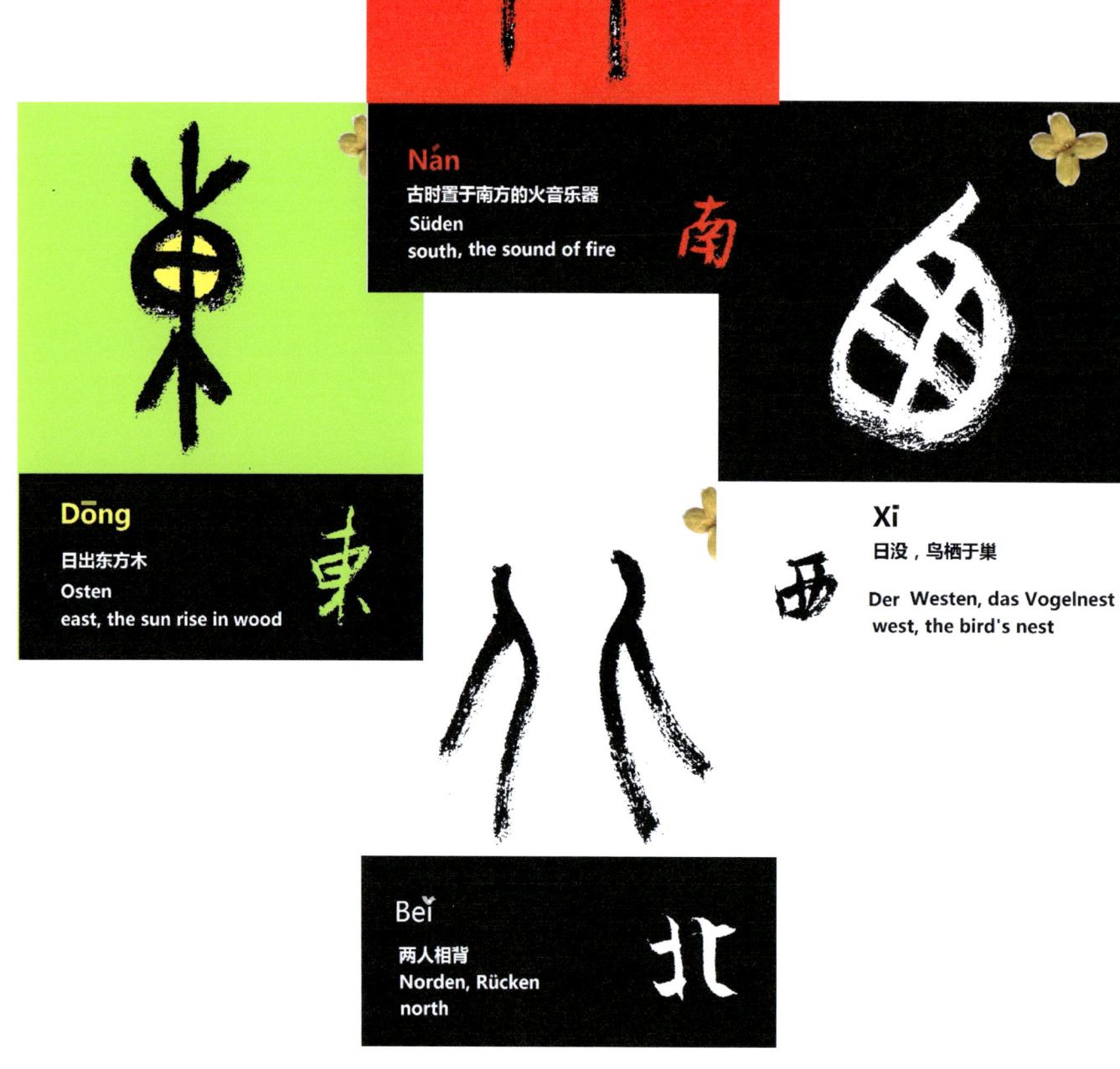

东南中西北

Aus Drei wird Vier,
Osten, Westen, Süden und Norden.

Im Osten hängt die Sonne im Baum.
Im Süden brennt das Feuer im Topf.
Im Westen ist ein Vogelnest.
Im Norden stehen wir Rücken an Rücken.

画：东方太阳爬上树，南方火在鼎中烧，西方日落鸟归巢，北方两人背靠背

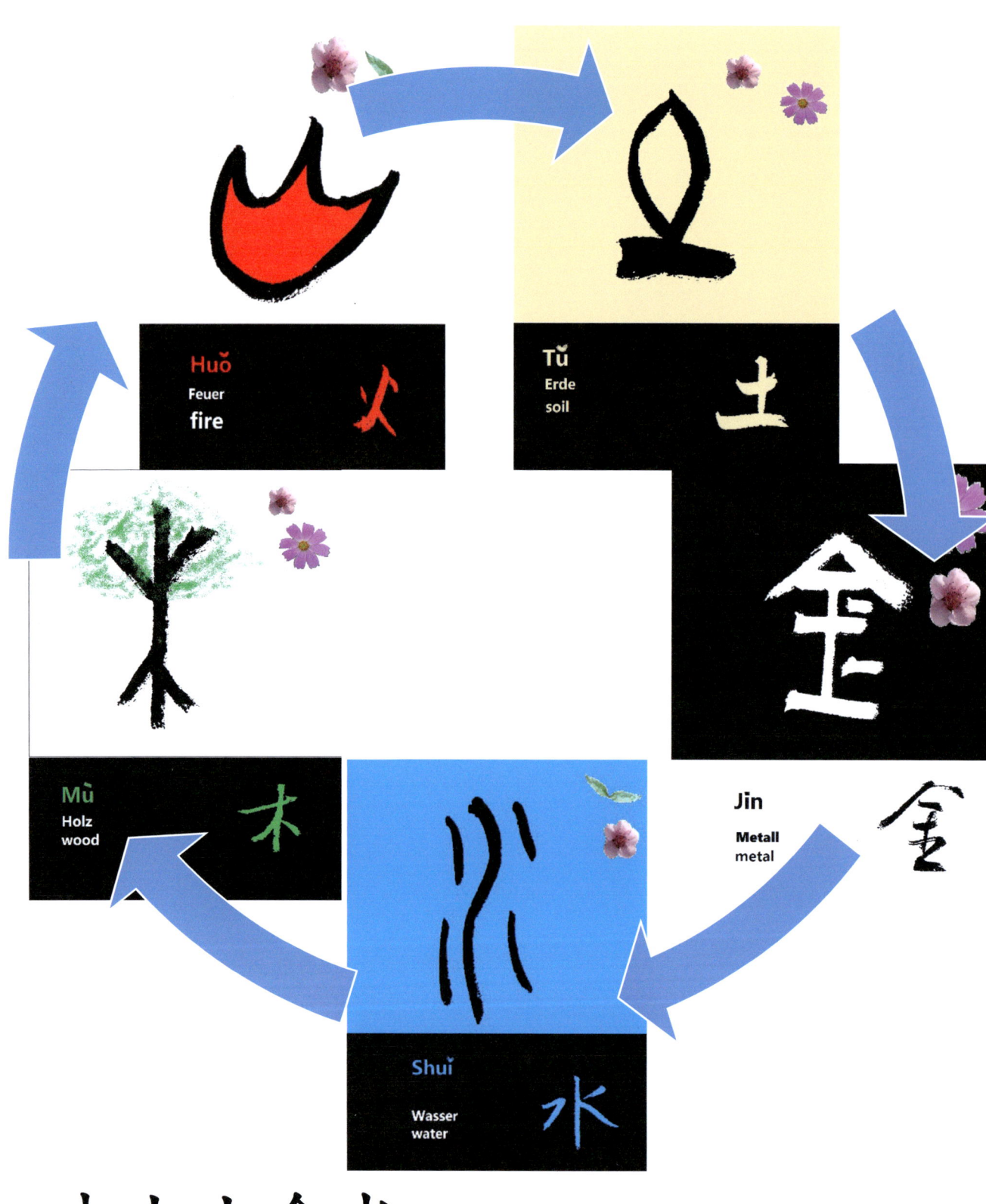

木火土金水

Holz, Feuer, Erde, Metall und Wasser sind die fünf Wandlungsphasen.

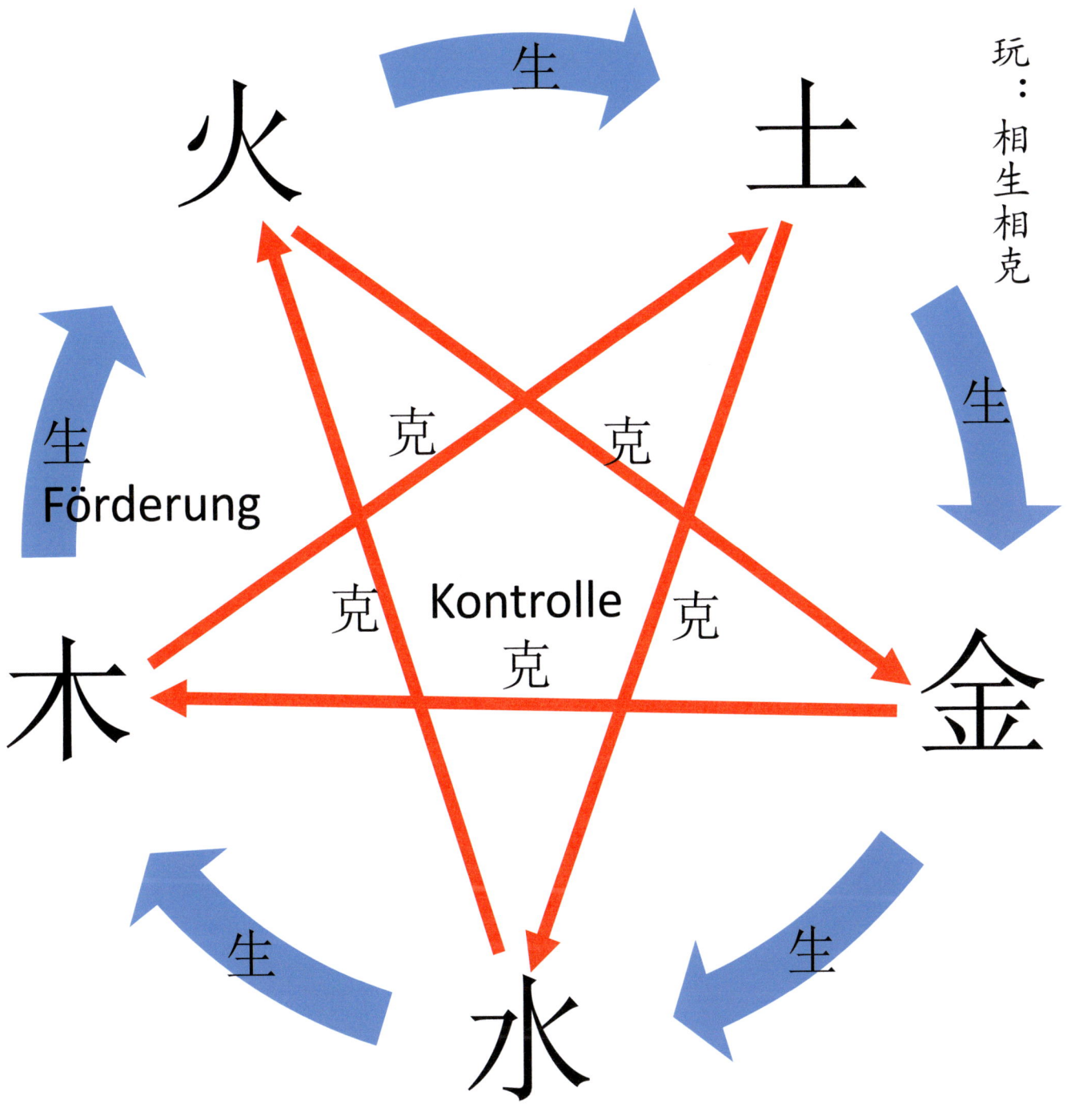

制作木火土金水五张识字卡片,按生克顺序排列。
Das Spiel mit Fördern und Kontrollieren.

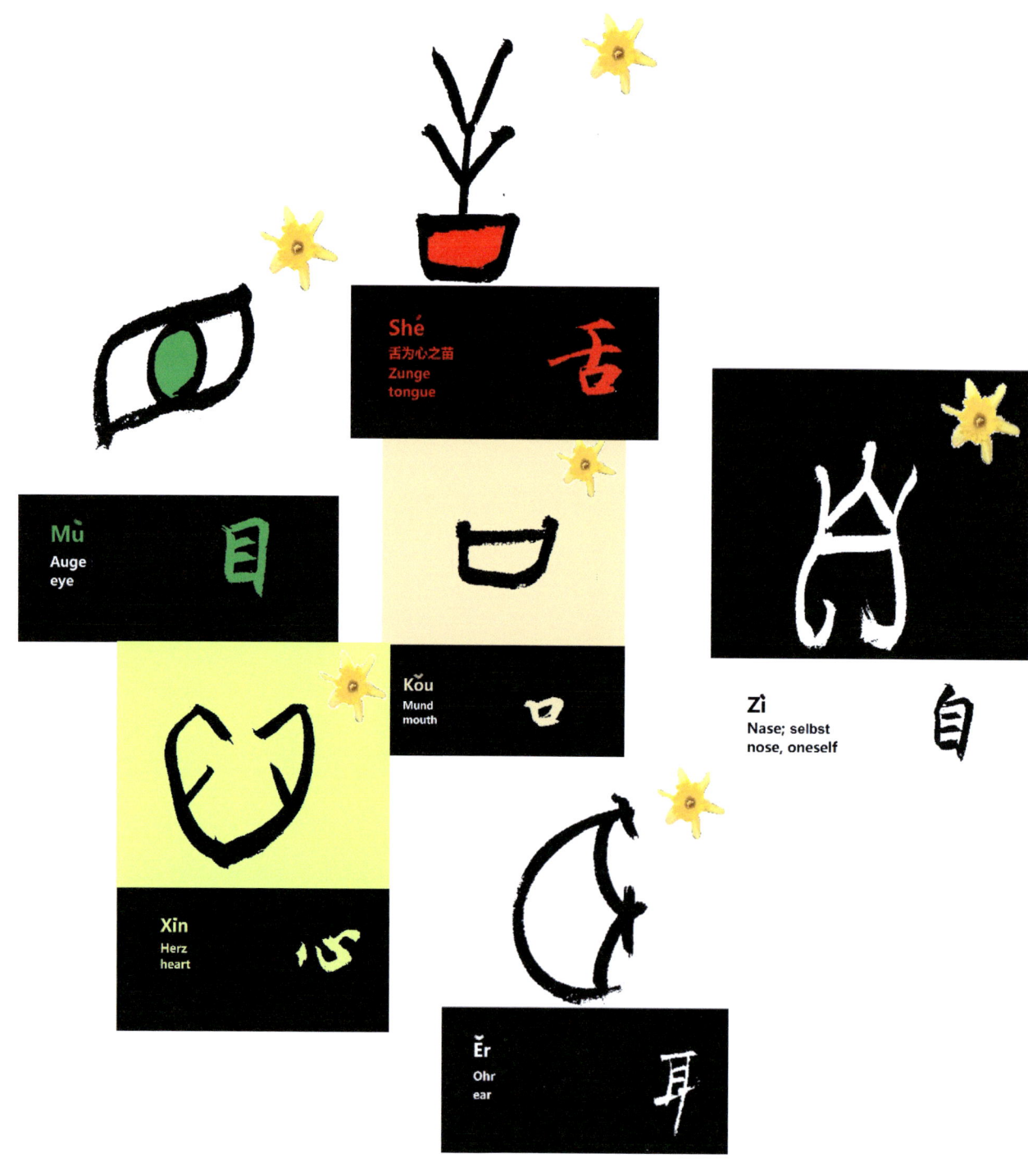

目舌口自耳，中间有颗心

Auge, Zunge, Mund,
Nase, Ohr und Herz

Male die Zeichen farbig aus. Findest du die Organe an deinem Körper?

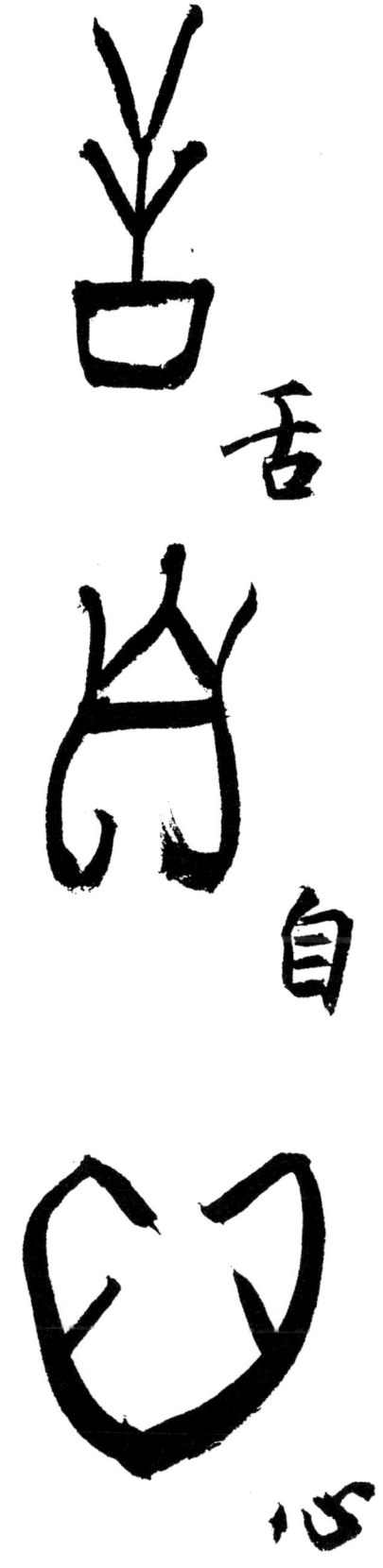

填色。填好后,一个人指出一个汉字,另一个人指出自己对应的感官

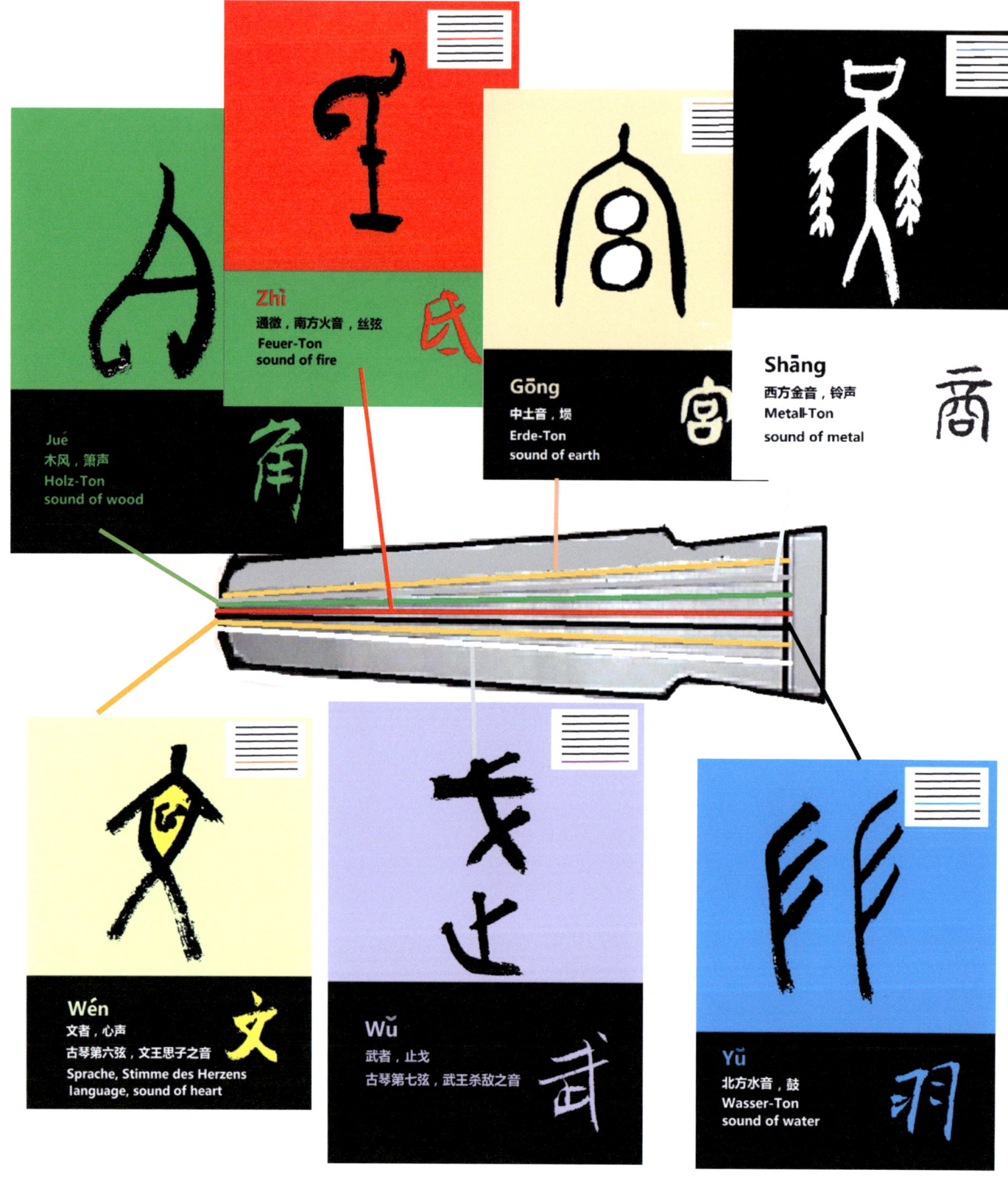

角徵宮商羽，文武有七音

Jue, Zhi, Gong, Shang, Yu, Wen und Wu sind die sieben Saiten.

-- Ursprünglich hatte Quin 5 Saiten C, D, E, G, A（F Dur）Erst in der Zhou Dynastie hat Wen Wang die 6. Saite benutzt um nachtrauen, und Wu Wang die 7., um seine Soldaten zu motivieren.

乐：自制弦琴Gummi Harfe.

制作步骤：一个铅笔盒或长方形罐头盒，绑上五根由粗到细的橡皮筋。调整皮筋的松紧，调出五音。再加上两根弦，调出七音。

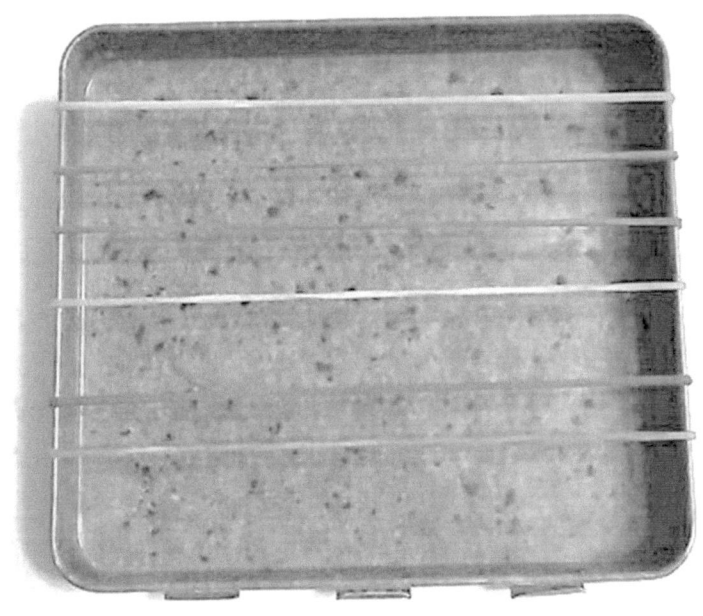

皮筋越粗越松，声音越低。越短越紧，声音越高。对音准没有把握，可以对照教学录像调音。

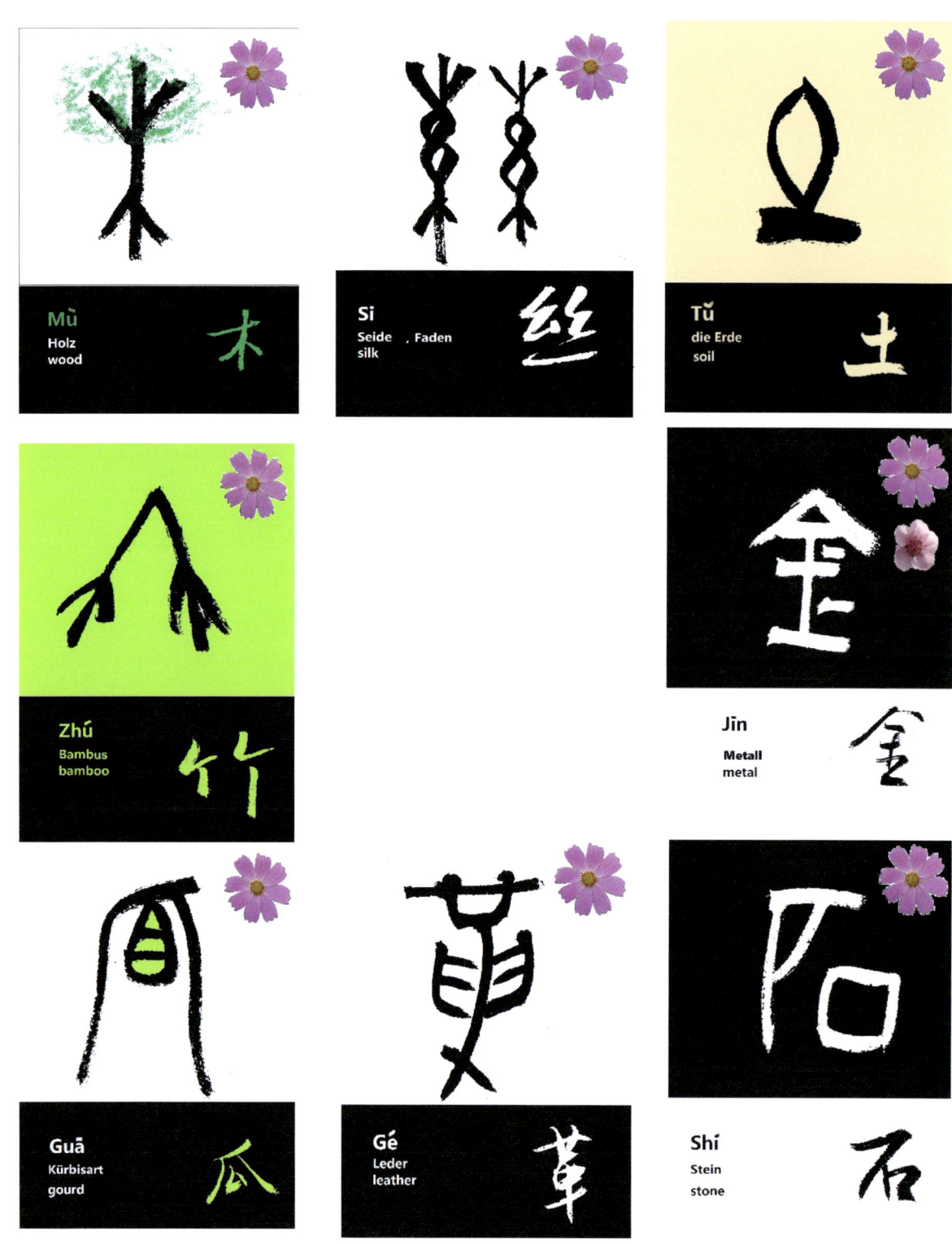

金石与丝竹， 瓜土与革木

Metall, Stein, Seide und Bambus,
Kürbis, Erde, Leder und Holz

填色。在身边找找这八种材料，听听它们的声音

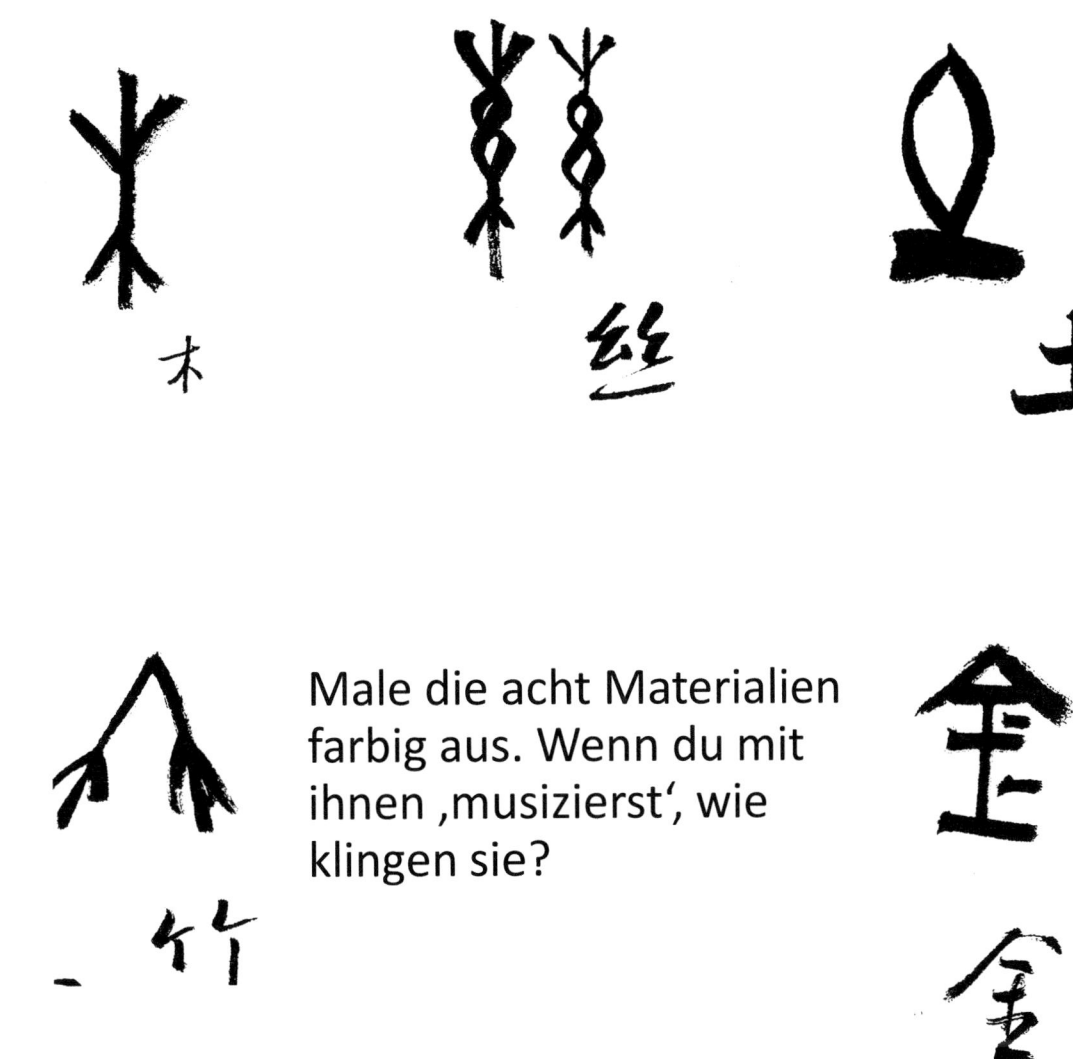

Male die acht Materialien farbig aus. Wenn du mit ihnen ‚musizierst', wie klingen sie?

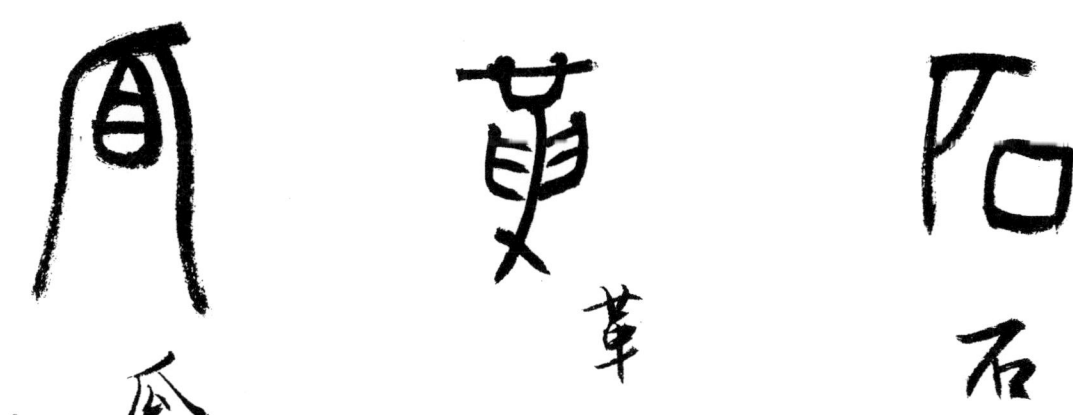

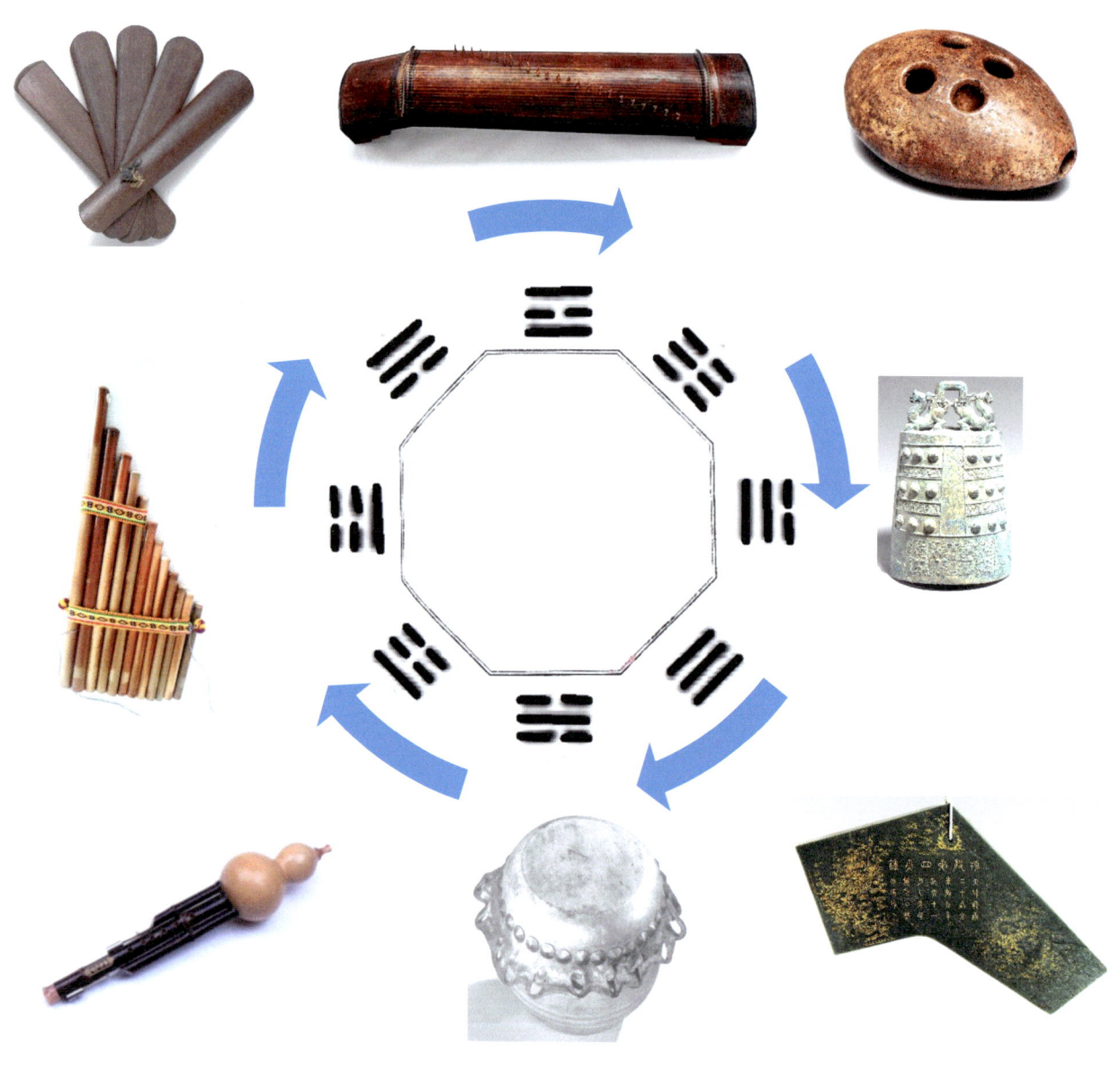

八音从八风

Acht Klänge entsprechen 8 Winde.

没有乐器？自己动手做做看。
Instrumente basteln aus den acht Materialien.

Material	Typische Instrumente	Ersatz
木 Holz	篪 Chi	木梳（刮梳齿），笤帚扫地声 Harrekam und Besen
丝 Seide	丝弦琴 Harfe, Guitar	弹皮筋，长发 Gummi Guitar
土 Erde	埙，泥哨 Xun	嘴朝着酱菜坛口唱歌 runde Vase
金 Metall	钟 Glocke	铃铛，铁锅 Wok
石 Stein	磬 Klangstein	捡石头，敲敲看，把声音好听的用绳子编起来 Klopfstein, Muscheln
革 Leder	鼓 Trommel	用破气球和小花盆、罐头筒等自制手鼓。拍肚皮 Luftballon und Bauch
瓜 Kürbisart	笙 Sheng	Pfeifenorgel 纸卷管风琴
竹 Bambus	萧 Flöte	自制排箫 Panflöte

乐：搜集、自制八音乐器，按方位排列，依次吹奏。

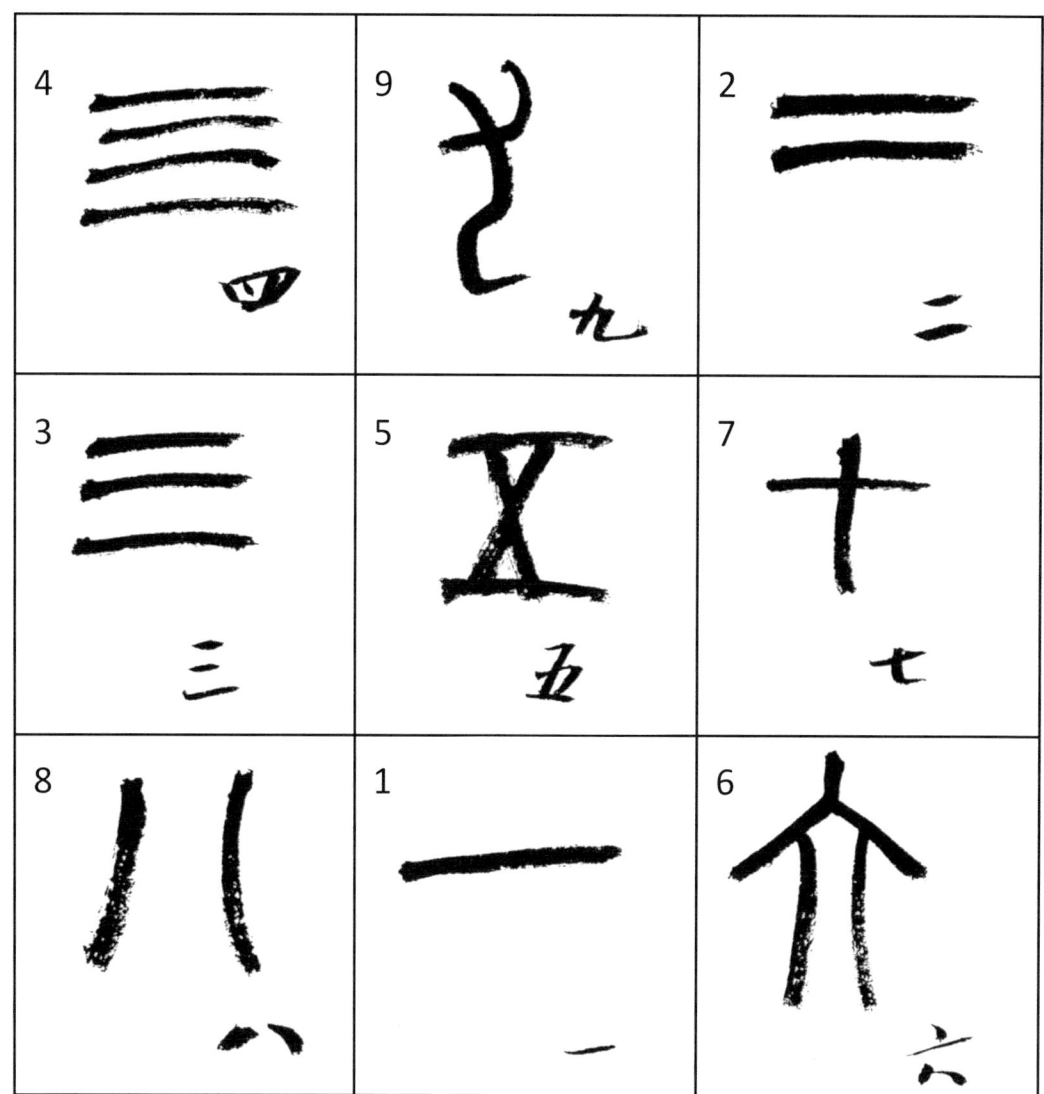

九宫轮流转

So haben wir die neun Paläste.

九宫格游戏　Welche Zahl fehlt?

4	9	2
	5	7
8	1	6

4		2
3	5	7
8	1	6

4	9	2
3	5	7
8	1	

4	9	2
3		7
8	1	6

手势游戏：戴九履一　左三右七　二四为肩　六八为足　纵横十五　五居中央

识字卡片制作和使用说明

请使用本书内页,指导学生自制识字卡片。
首先拆下或剪下相应内页,将每张卡片剪下,然后把正反面粘贴在一起。抹去边缘多余的粘合剂,压平、晾干。

本教学卡片可做以下用途:
一、背面的方格可用于临摹。
二、作为速记卡片。把卡片印刷体朝上,看看哪些字认得了,哪些还需要复习?
三、分类游戏。按照卡片右上角的角标,将卡片分类。
四、用分好的卡片搭建根字塔。
五、使用完毕的卡片,可在左侧打孔,用圆环装订成册,作为第一本字典查阅。

Anleitung zur Herstellung der Spielkarte

Die Spielkarten werden mit den folgenden Buchseiten gebastelt.
1. Blätter aus dem Buch entfernen
2. Karten ausschneiden
3. Linke Seite mit der jeweiligen rechten Seite zusammenkleben. Karten beim Trocknen liegen lassen.

Die Spielmöglichkeiten:

1. Das Übungsfeld an der rechten Seite wird zum Nachschreiben genutzt. Zuerst sollte man die Schablonen ausfüllen, danach beginnt man mit dem selbständigen Schreiben.
2. Memo: Man legt die Karte mit der farbig bedruckten Seite nach unten. Hast du dir die Druckschrift gemerkt? Wenn nicht, musst du die Karte umdrehen und noch einmal das Schriftzeichen ansehen und merken.
3. Man sortiert die Karten. Oben rechts sind Hinweise zu finden, nach welchen Symbolen die Karten sortiert werden sollen. Manche Karte gehört zu mehreren Gruppen.
4. Turmbauen: Lege die sortierten Karten geordnet nach der jeweiligen Nummer.
5. Wörterbuch: Die Karte wird gelocht und mit Ringen zu einem Wörterbuch gebunden.

Wurzel Hanzi I
Root Hanzi I

TIAN Shezhi

根汉字识字卡片　田舍之

根汉字

德国华育出版社
Verlag für chinesische Lehrmittel
www.dao-de.org

第一辑　一到九

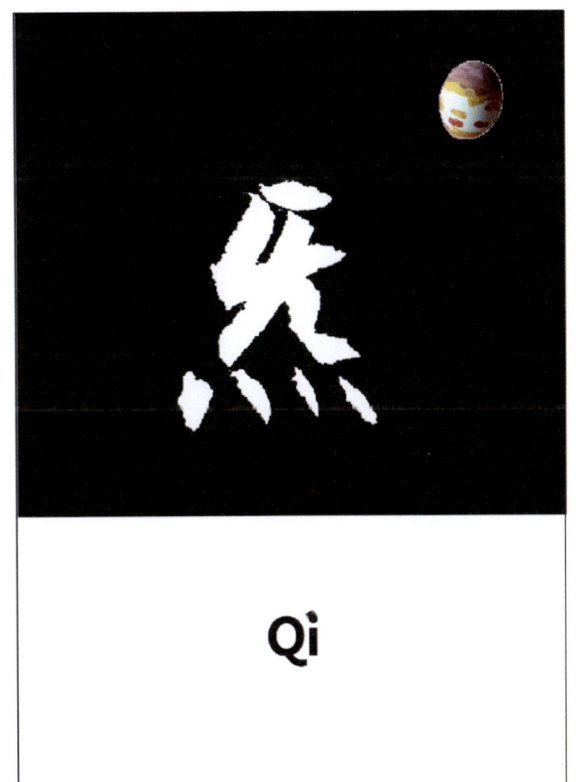

Qi

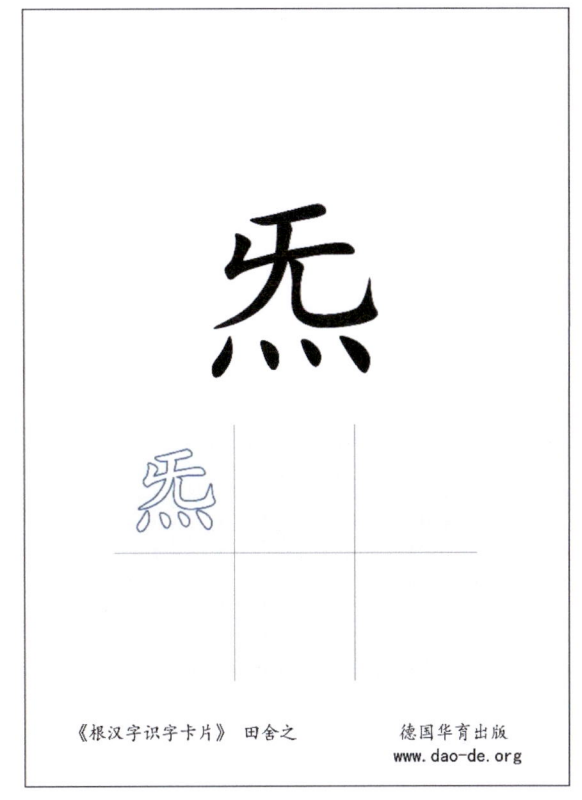

《根汉字识字卡片》　田舍之　　德国华育出版
www.dao-de.org

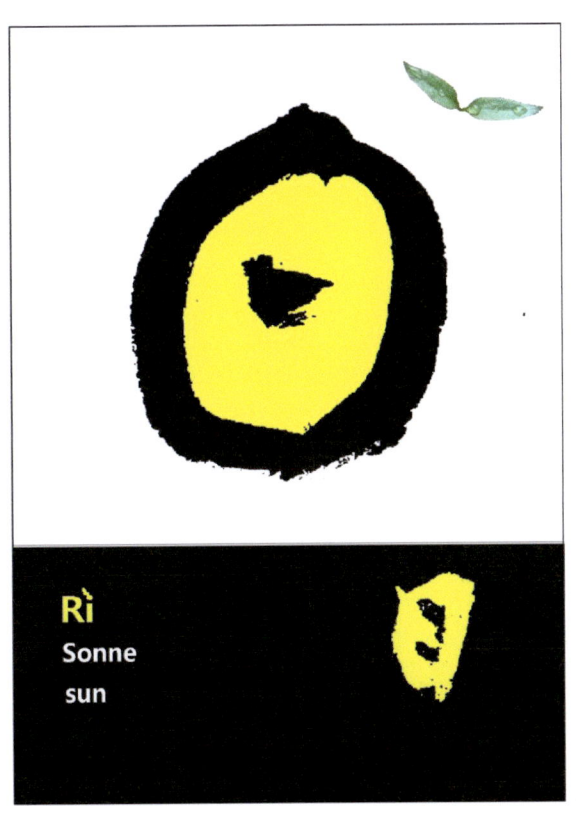

Rì
Sonne
sun

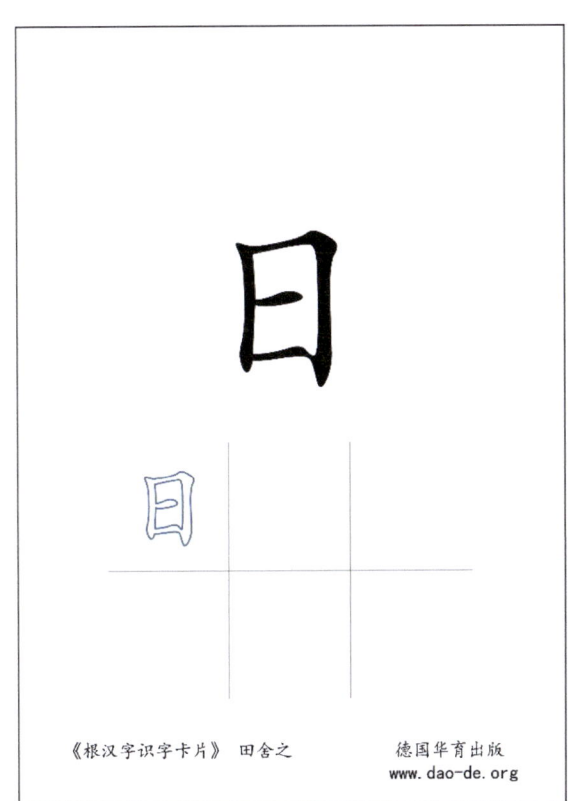

日

《根汉字识字卡片》 田舍之 　德国华育出版
www.dao-de.org

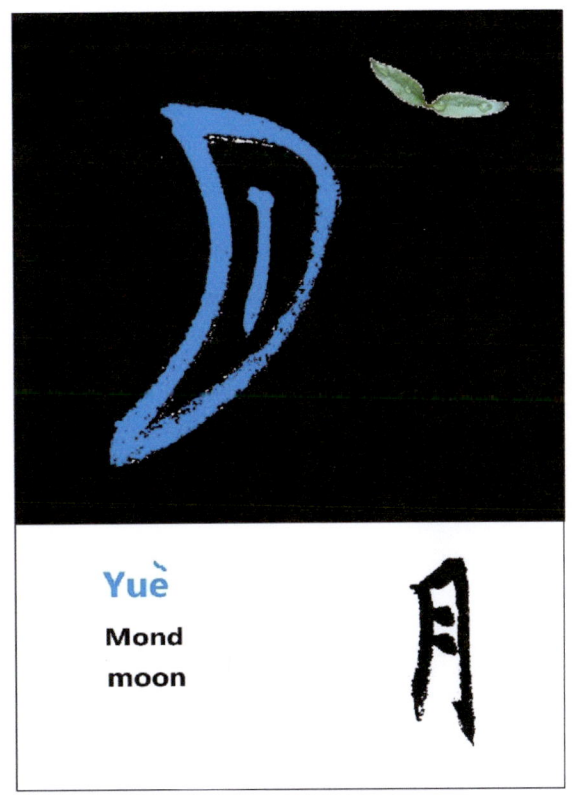

Yuè
Mond
moon

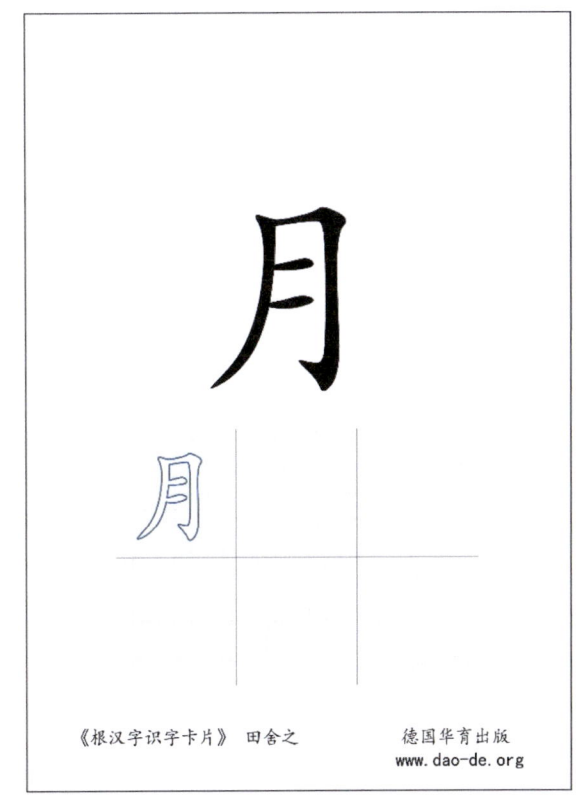

月

《根汉字识字卡片》 田舍之 　德国华育出版
www.dao-de.org

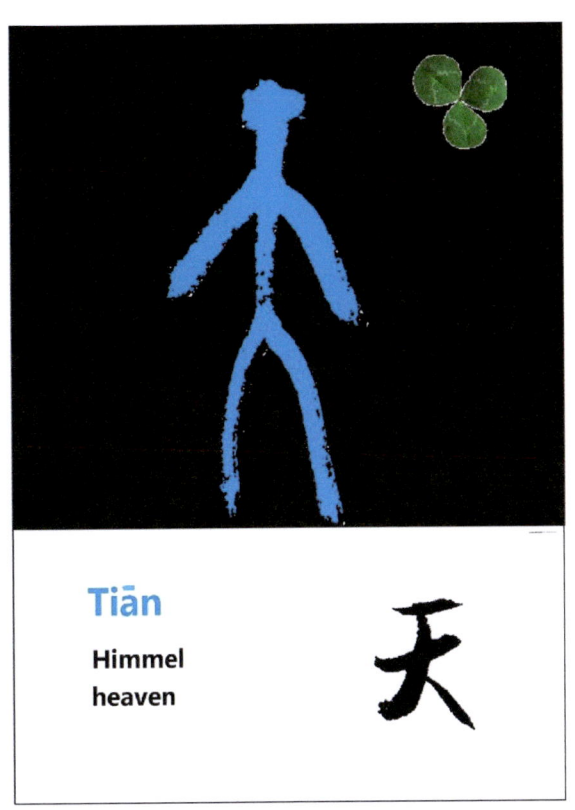

Tiān

Himmel
heaven

天

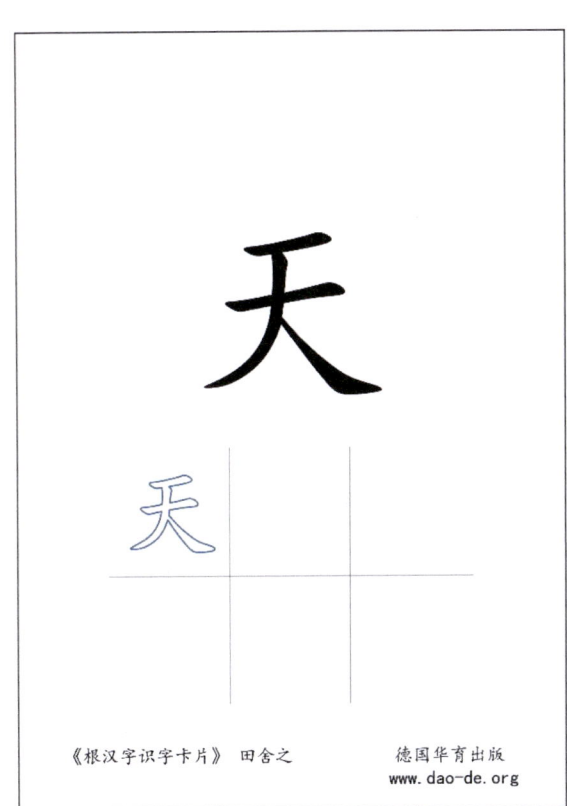

《根汉字识字卡片》 田舍之　　德国华育出版
www.dao-de.org

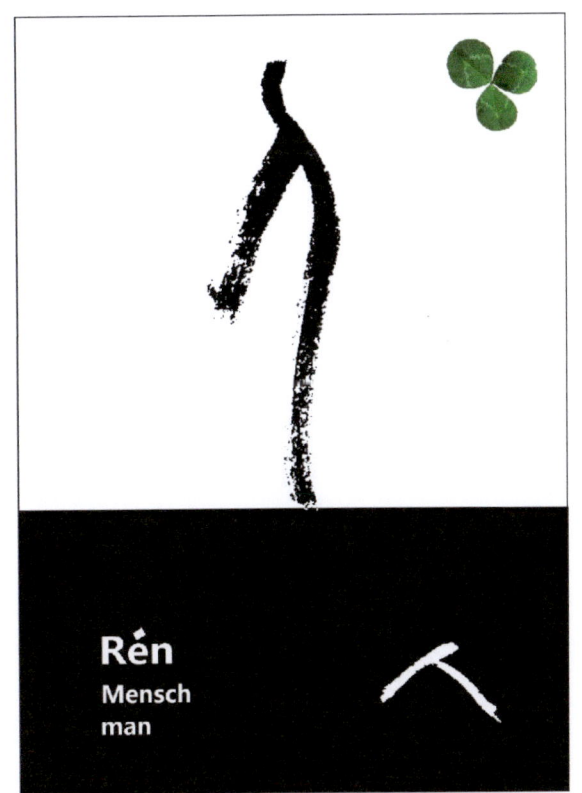

Rén

Mensch
man

人

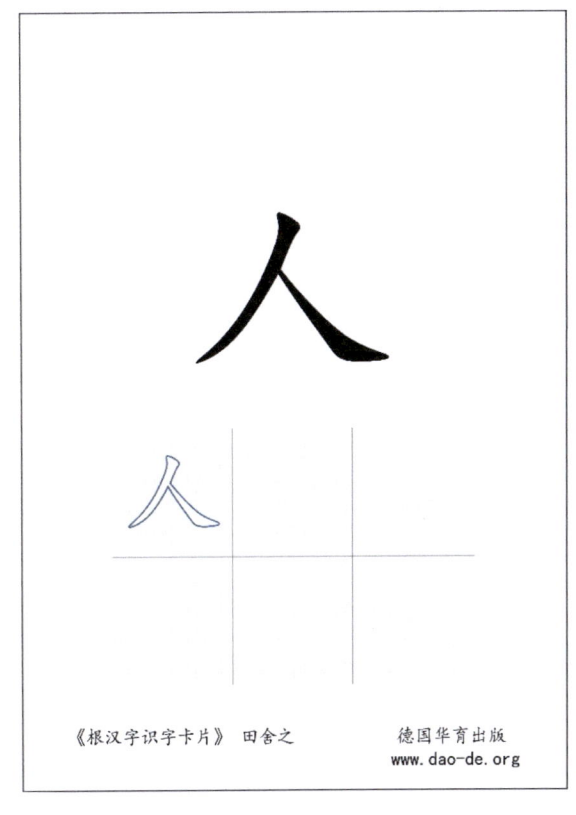

《根汉字识字卡片》 田舍之　　德国华育出版
www.dao-de.org

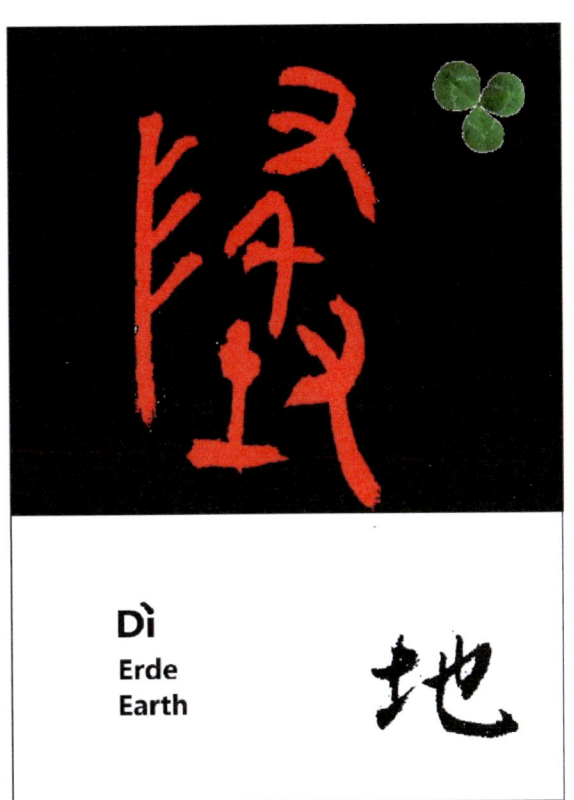

Dì
Erde
Earth
地

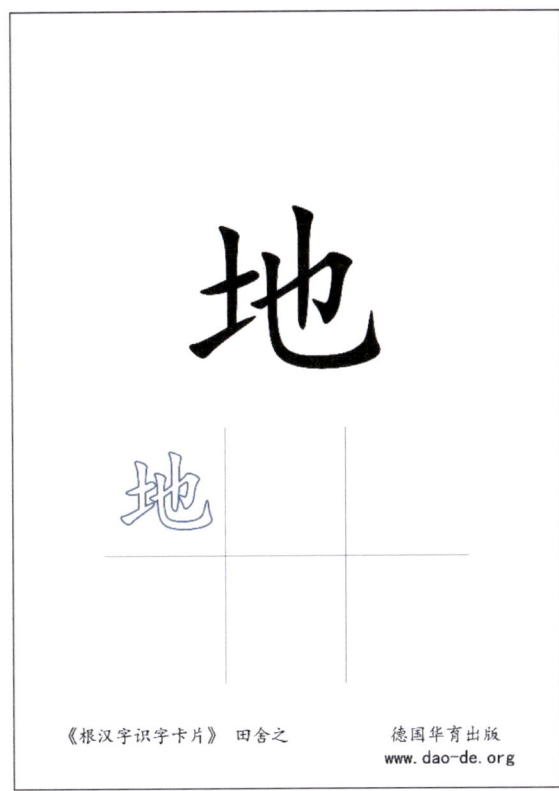

地

《根汉字识字卡片》 田舍之 德国华育出版
www.dao-de.org

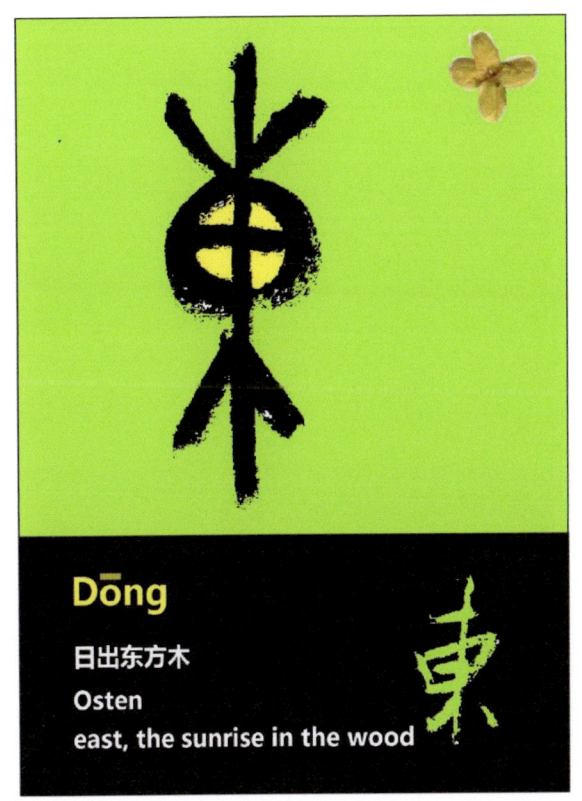

Dōng
日出东方木
Osten
east, the sunrise in the wood
東

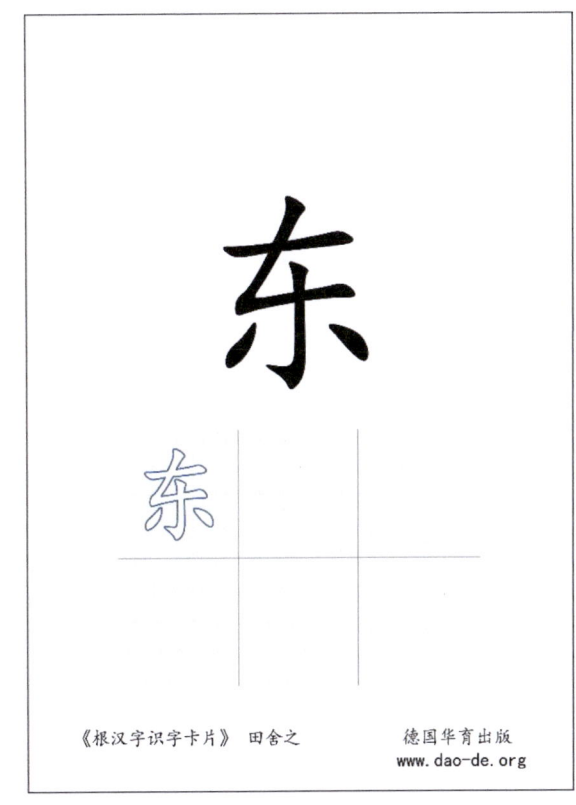

东

《根汉字识字卡片》 田舍之 德国华育出版
www.dao-de.org

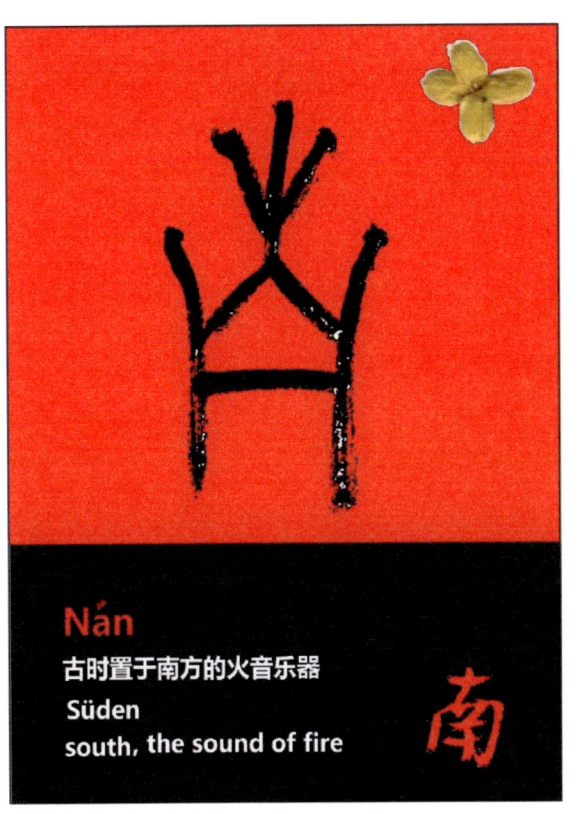

Nán
古时置于南方的火音乐器
Süden
south, the sound of fire

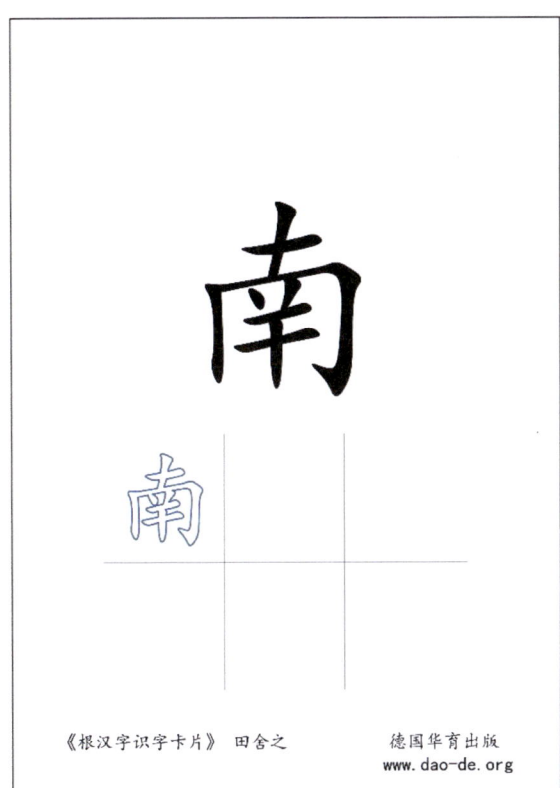

南

《根汉字识字卡片》 田舍之 德国华育出版
www.dao-de.org

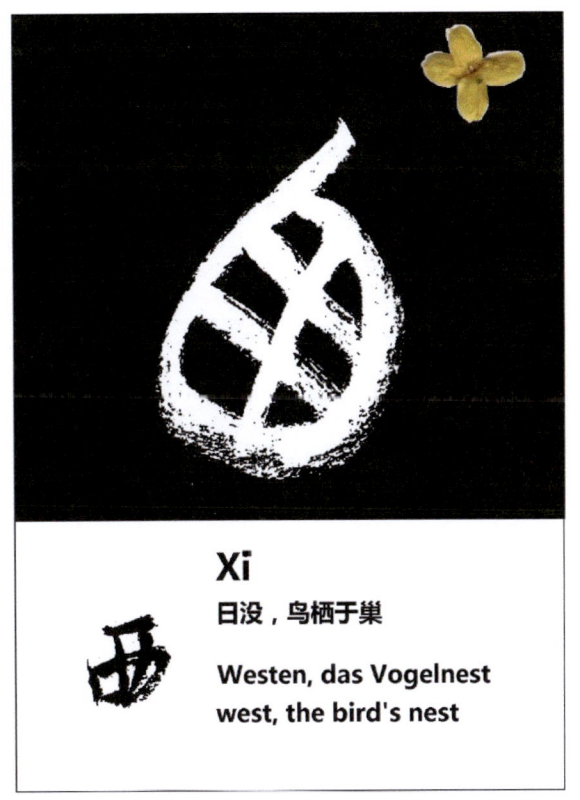

Xi
日没，鸟栖于巢
Westen, das Vogelnest
west, the bird's nest

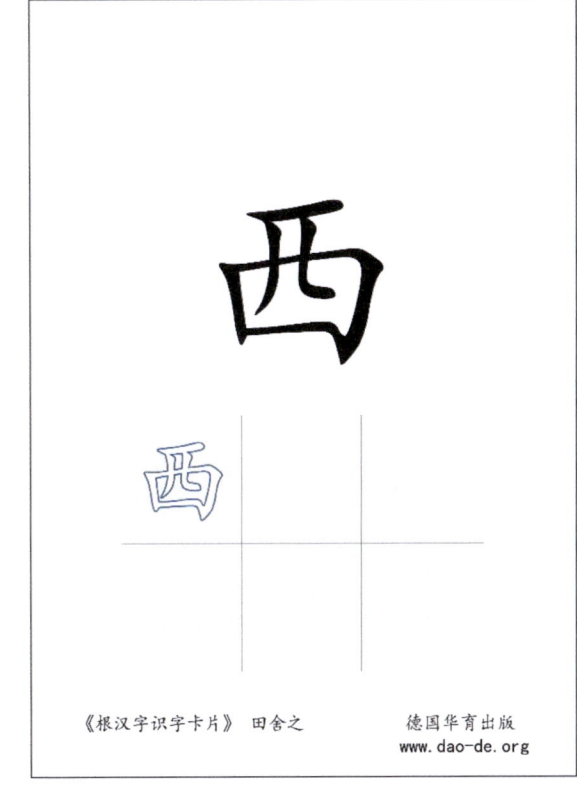

西

《根汉字识字卡片》 田舍之 德国华育出版
www.dao-de.org

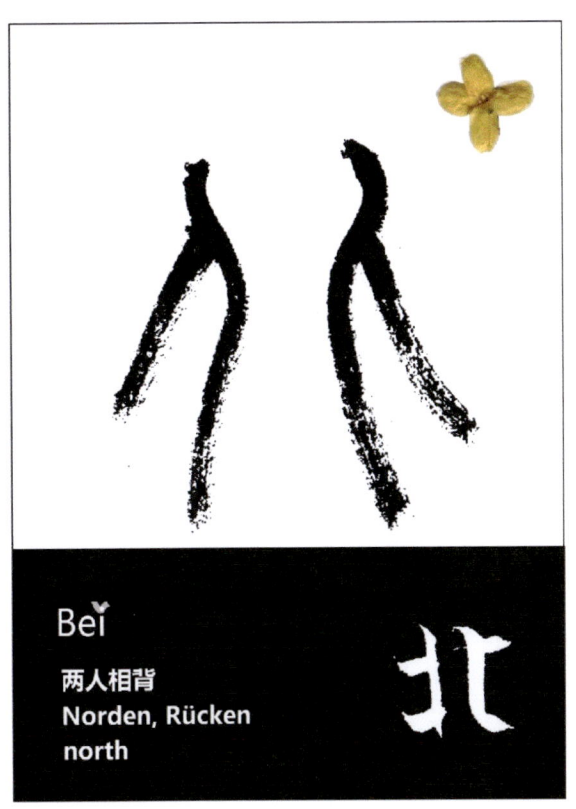

Beǐ

两人相背
Norden, Rücken
north

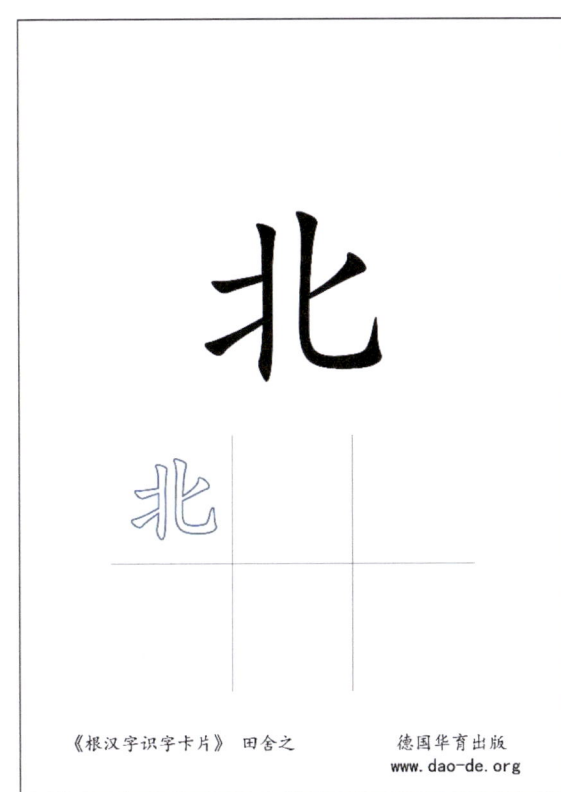

《根汉字识字卡片》 田舍之　　德国华育出版
www.dao-de.org

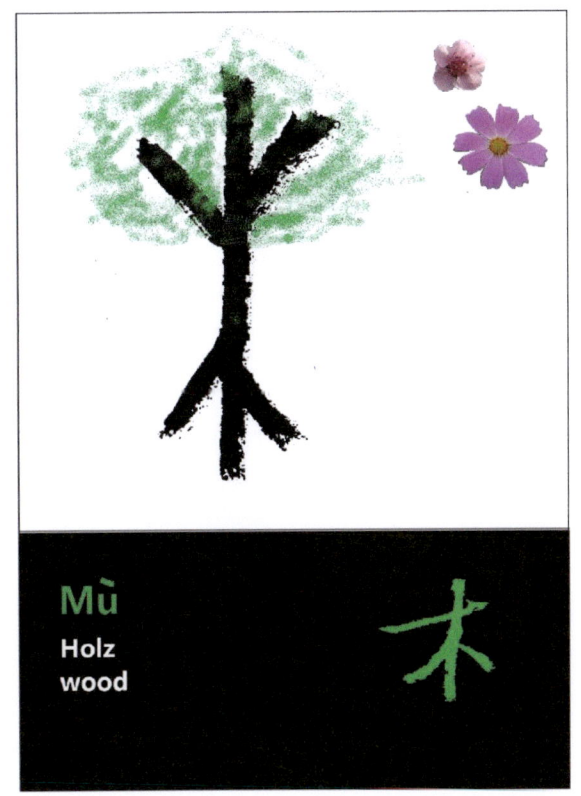

Mù

Holz
wood

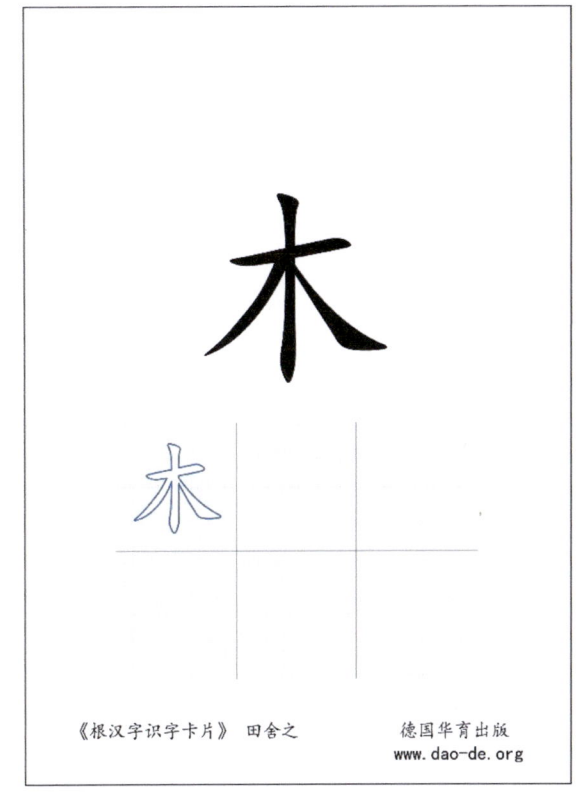

《根汉字识字卡片》 田舍之　　德国华育出版
www.dao-de.org

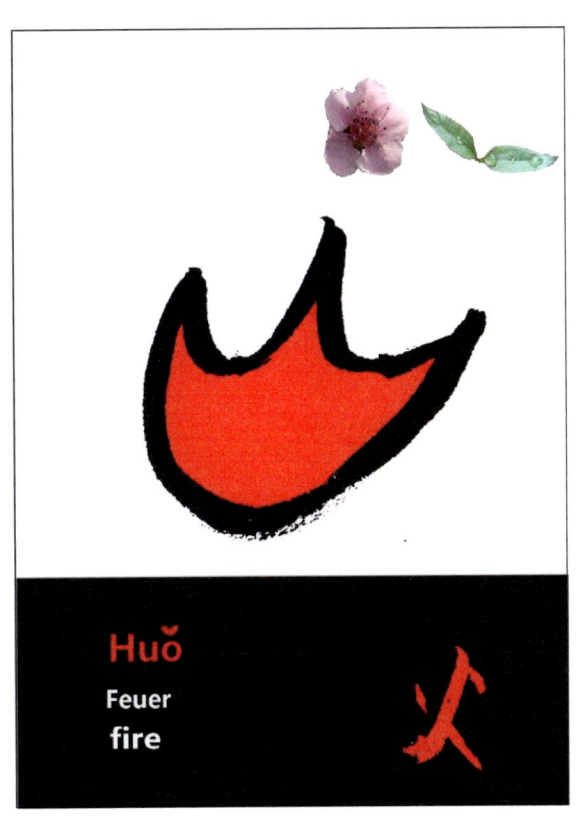

Huǒ
Feuer
fire

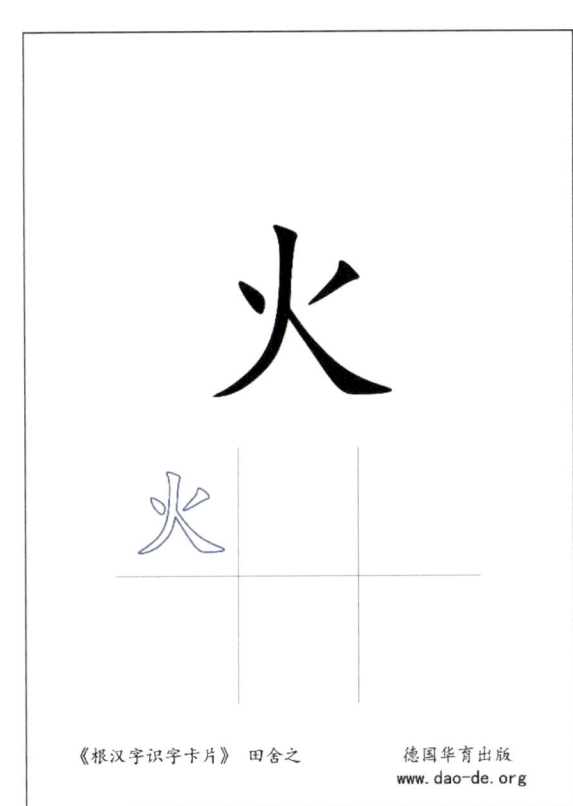

火

《根汉字识字卡片》 田舍之　　德国华育出版
www.dao-de.org

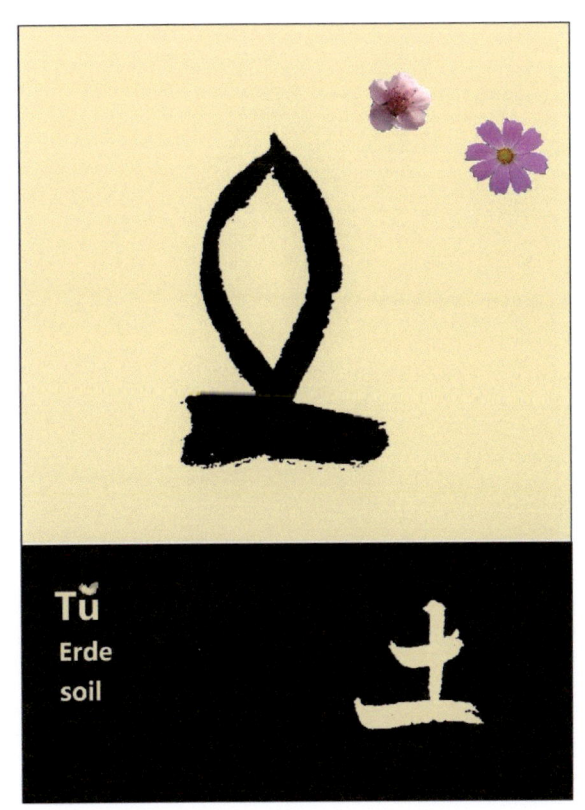

Tǔ
Erde
soil

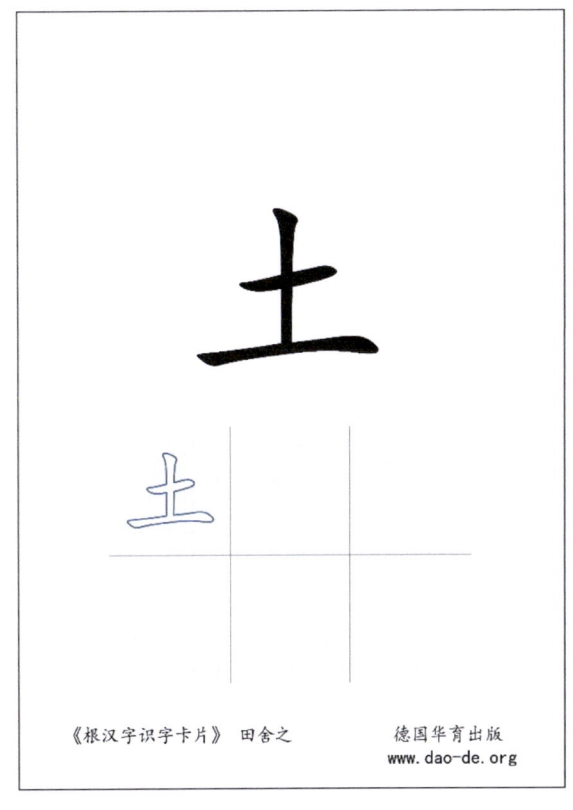

土

《根汉字识字卡片》 田舍之　　德国华育出版
www.dao-de.org

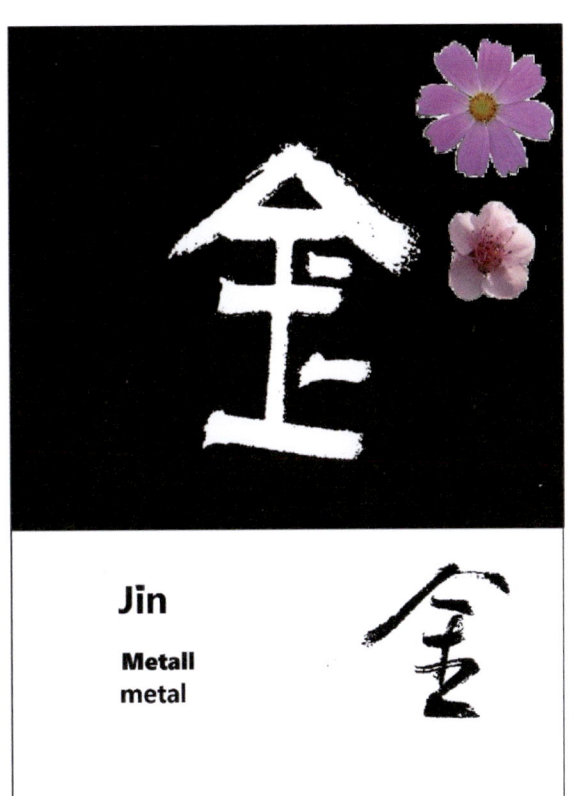
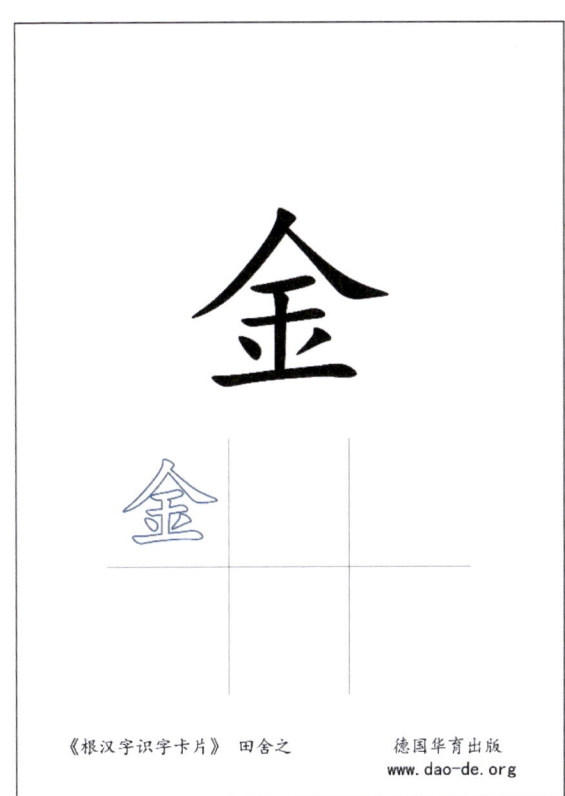
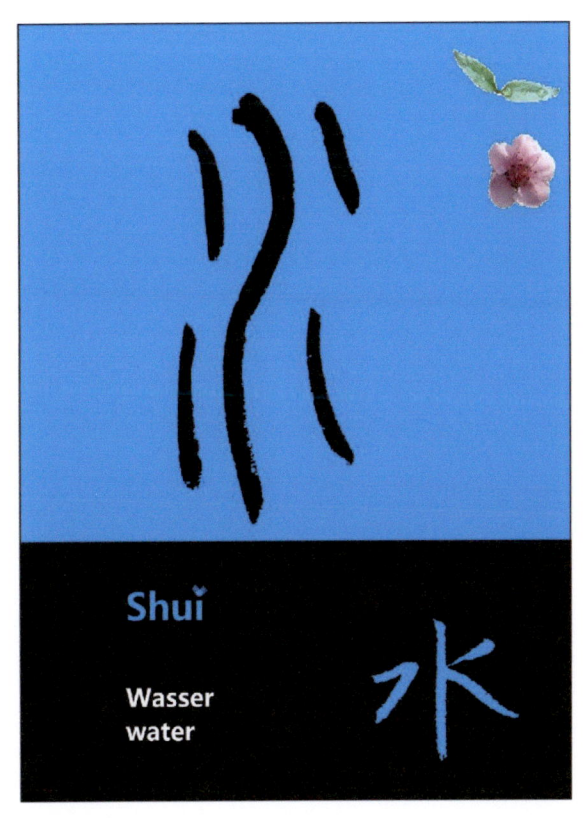
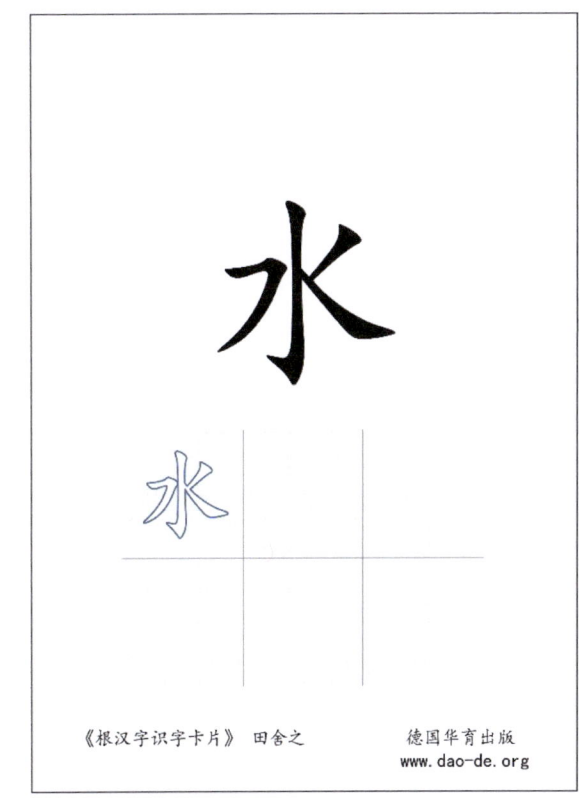

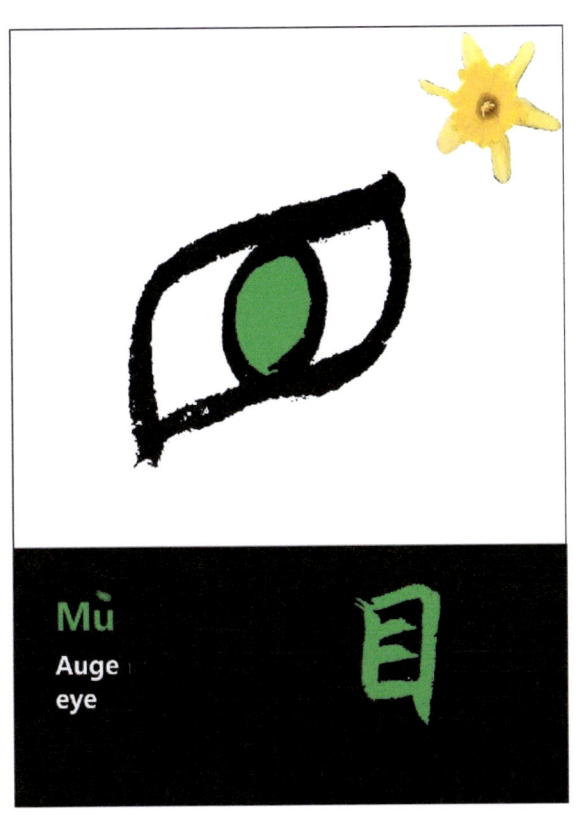

Mù
Auge
eye
目

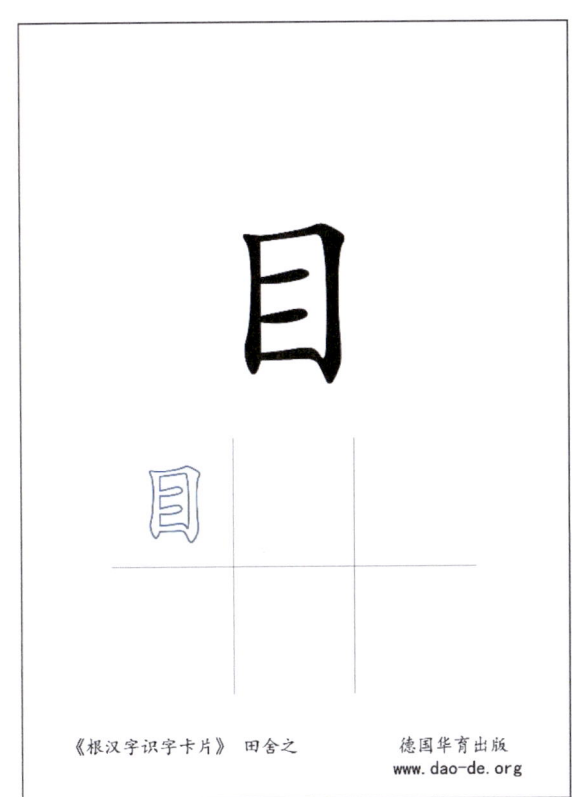

目

《根汉字识字卡片》 田舍之   德国华育出版
www.dao-de.org

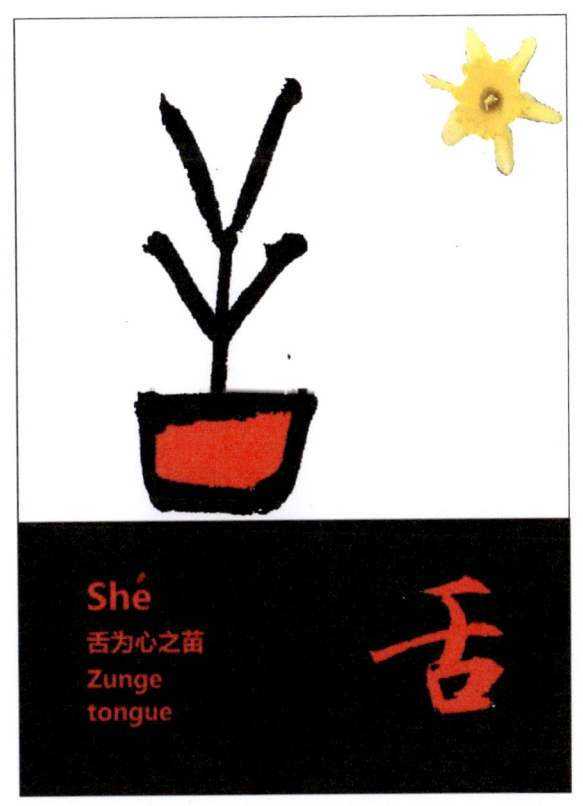

Shé
舌为心之苗
Zunge
tongue
舌

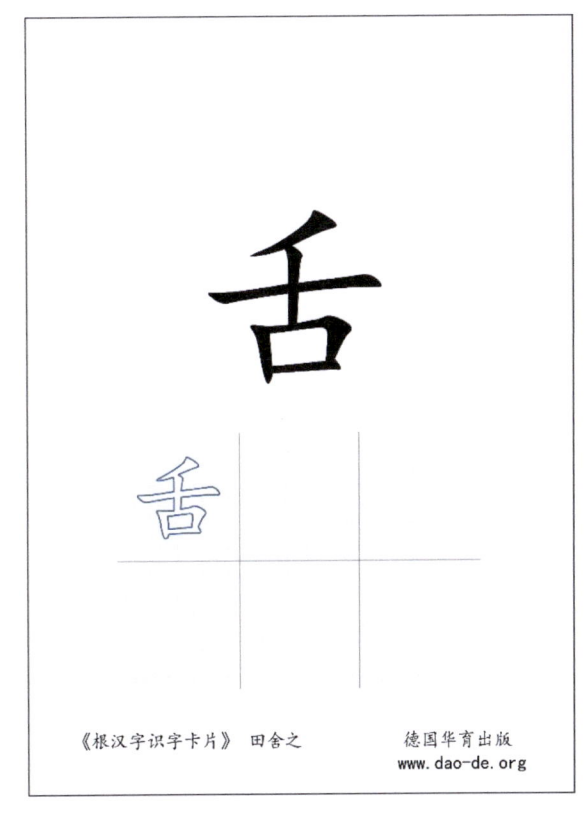

舌

《根汉字识字卡片》 田舍之   德国华育出版
www.dao-de.org

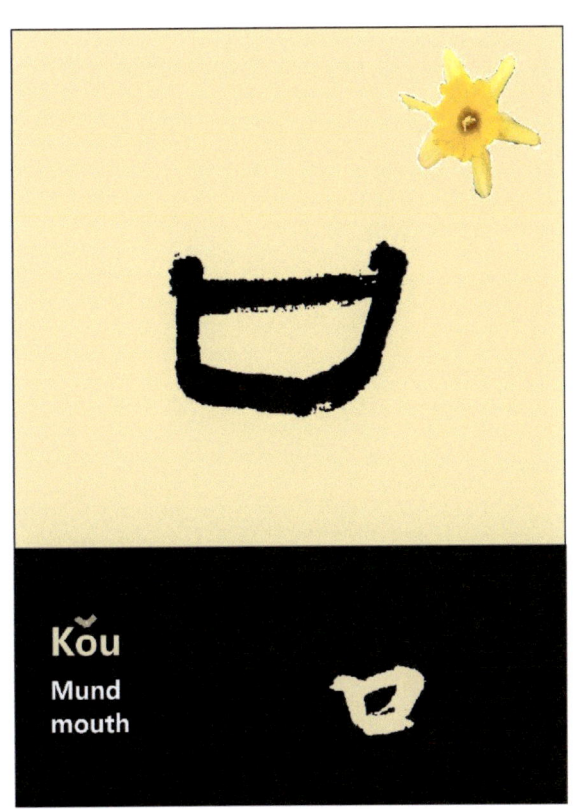
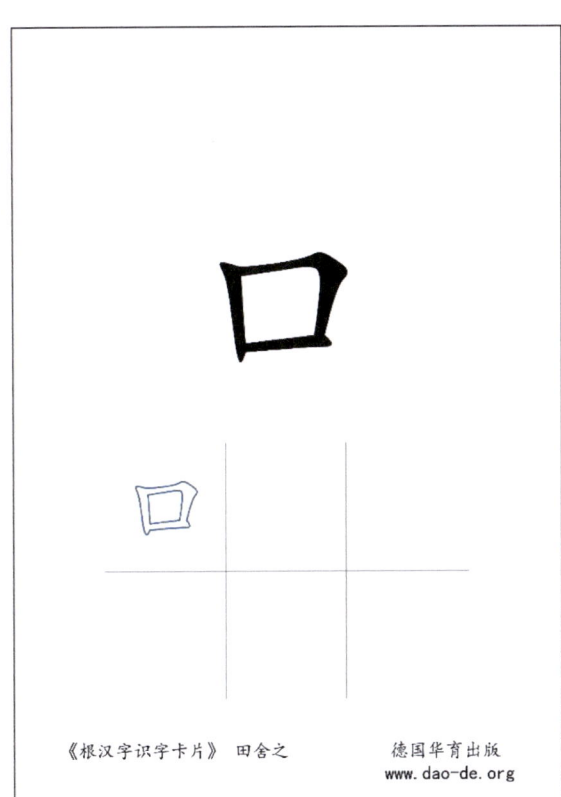
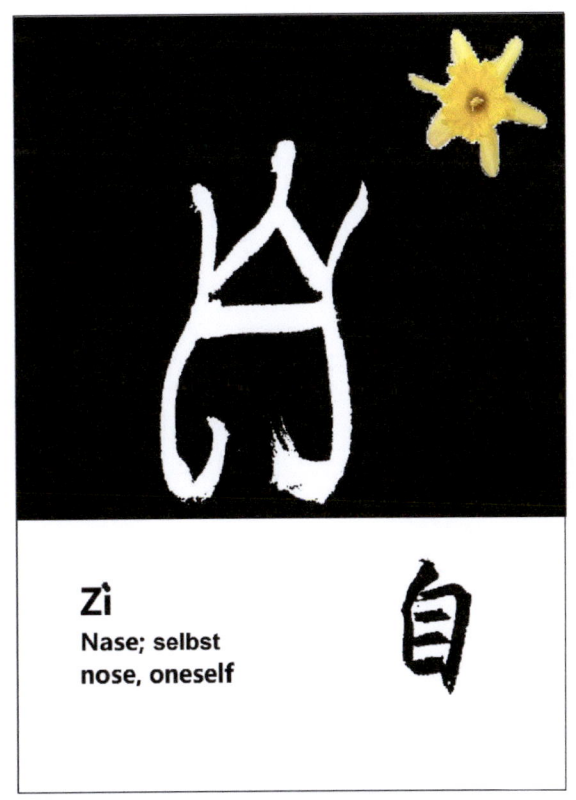
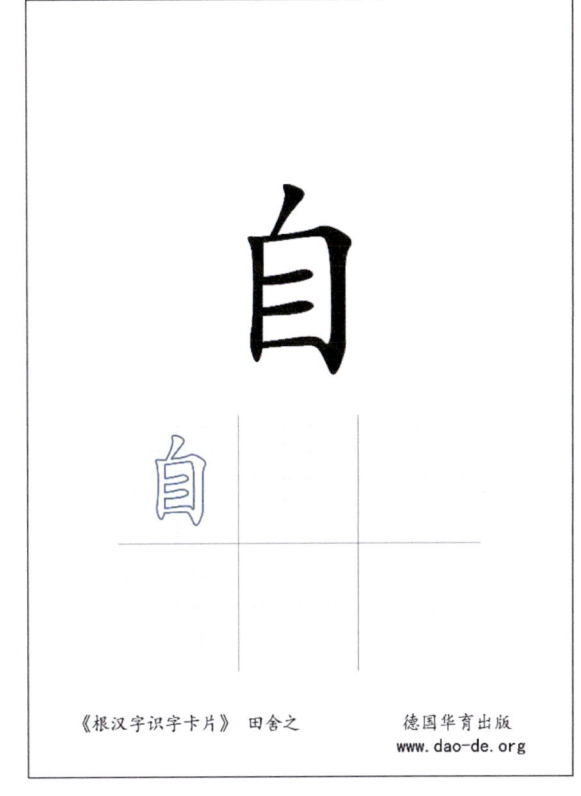

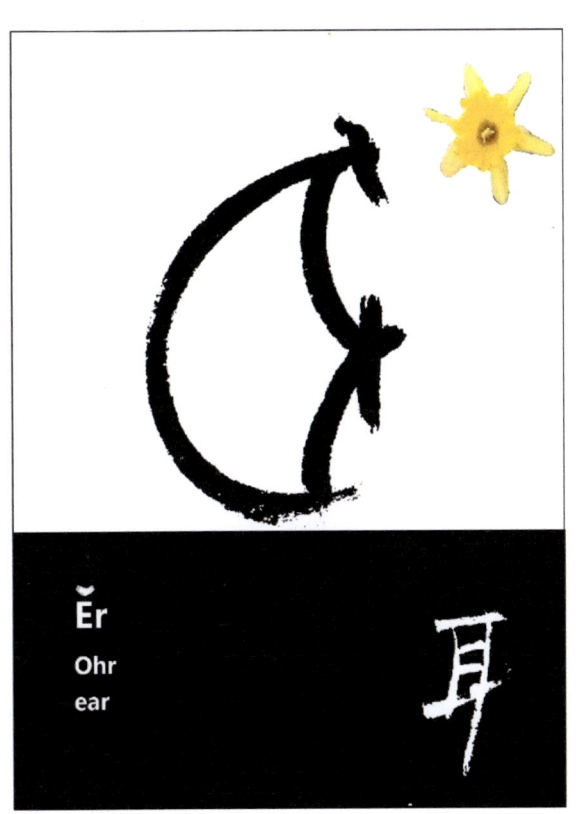

Ěr
Ohr
ear

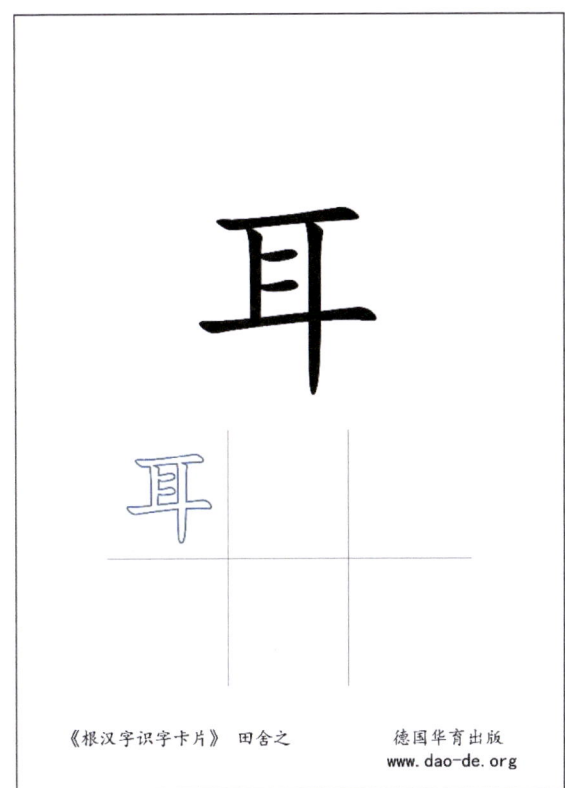

耳

《根汉字识字卡片》 田舍之 德国华育出版
www.dao-de.org

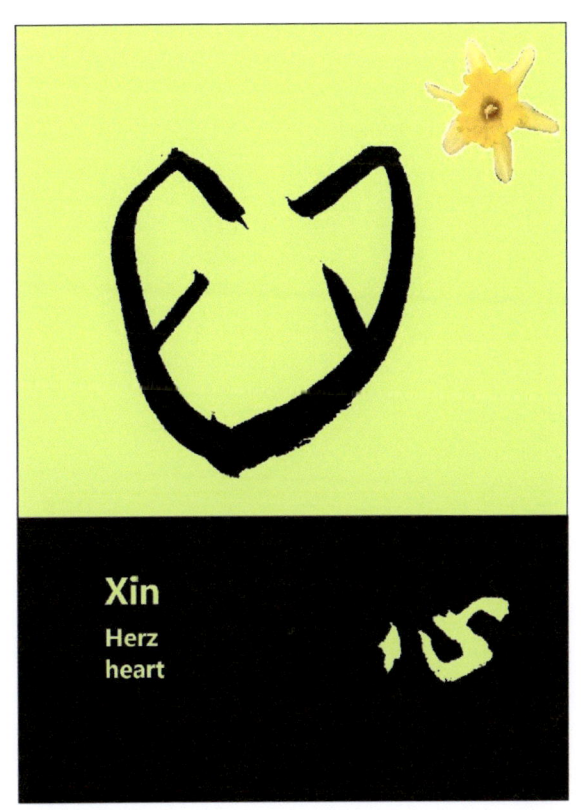

Xin
Herz
heart

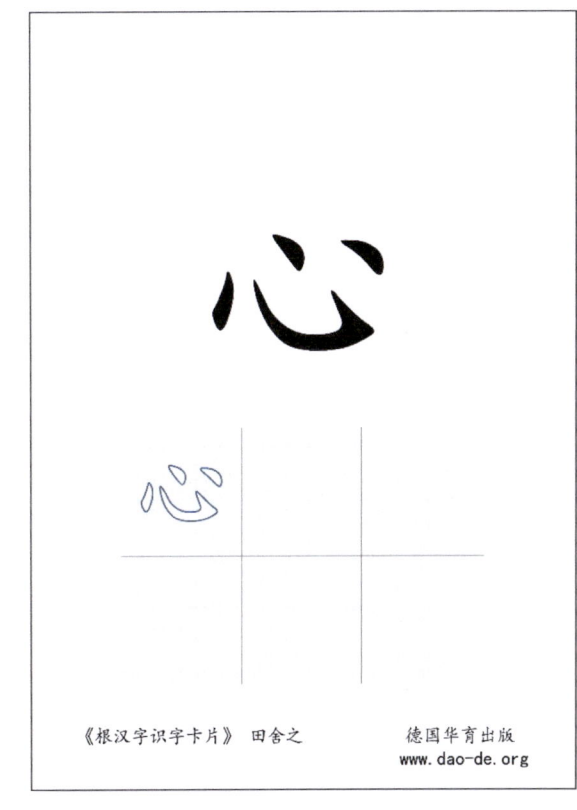

心

《根汉字识字卡片》 田舍之 德国华育出版
www.dao-de.org

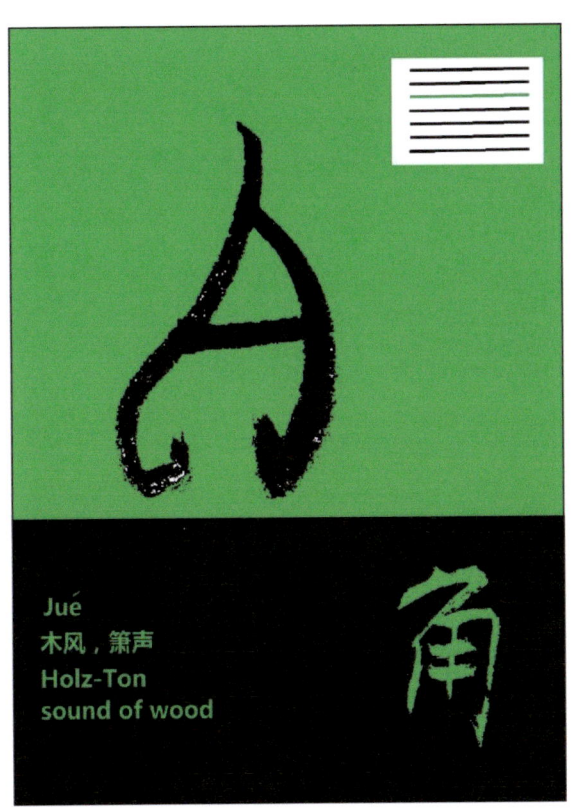

Jué
木风，箫声
Holz-Ton
sound of wood

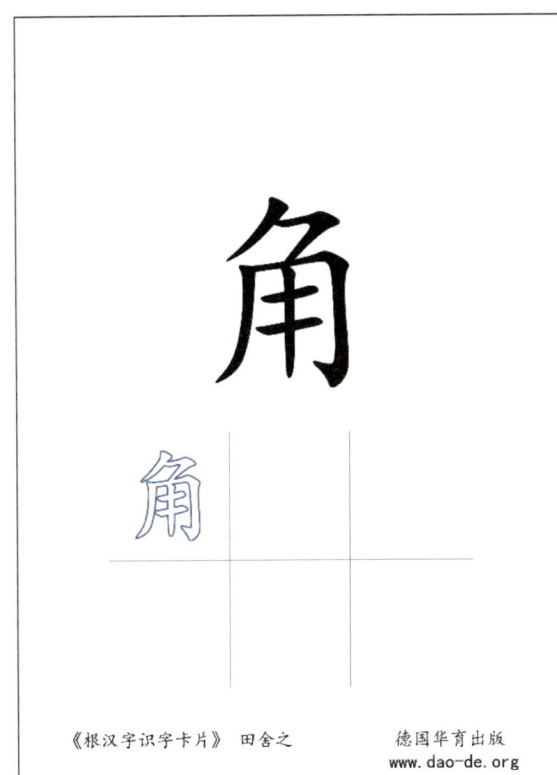

角

《根汉字识字卡片》 田舍之 德国华育出版
www.dao-de.org

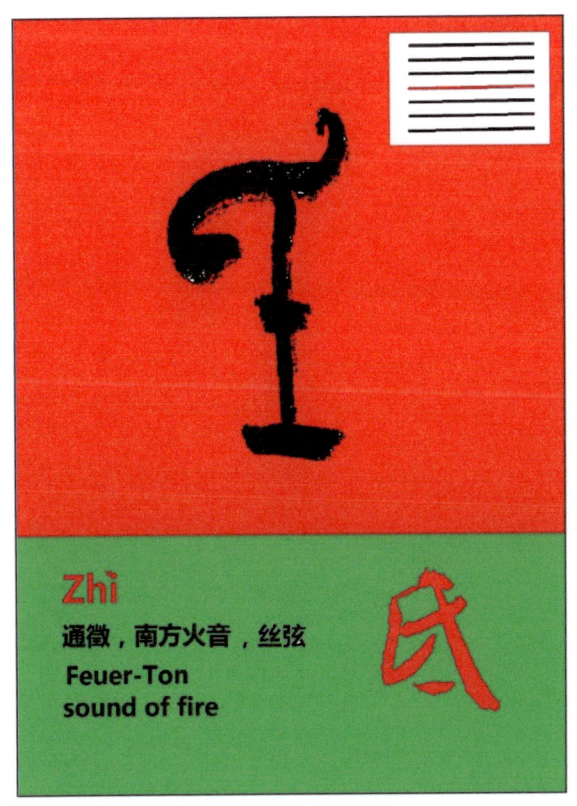

Zhǐ
通徵，南方火音，丝弦
Feuer-Ton
sound of fire

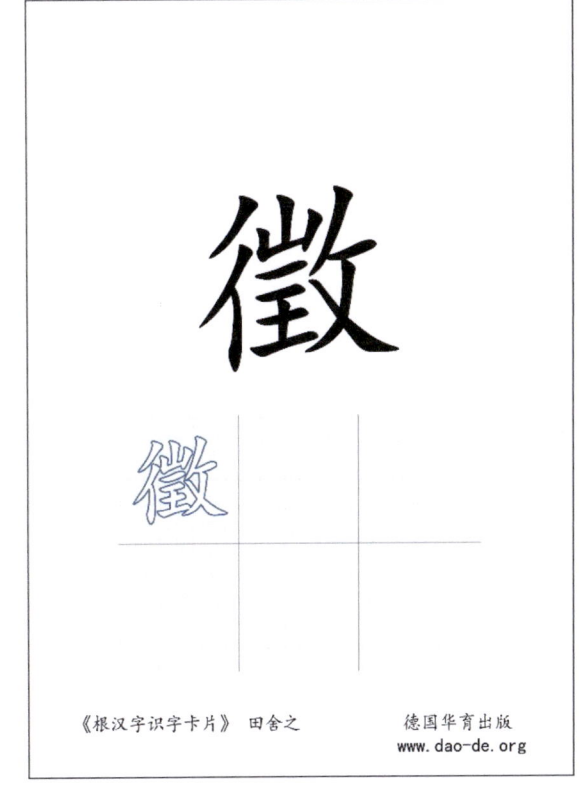

徵

《根汉字识字卡片》 田舍之 德国华育出版
www.dao-de.org

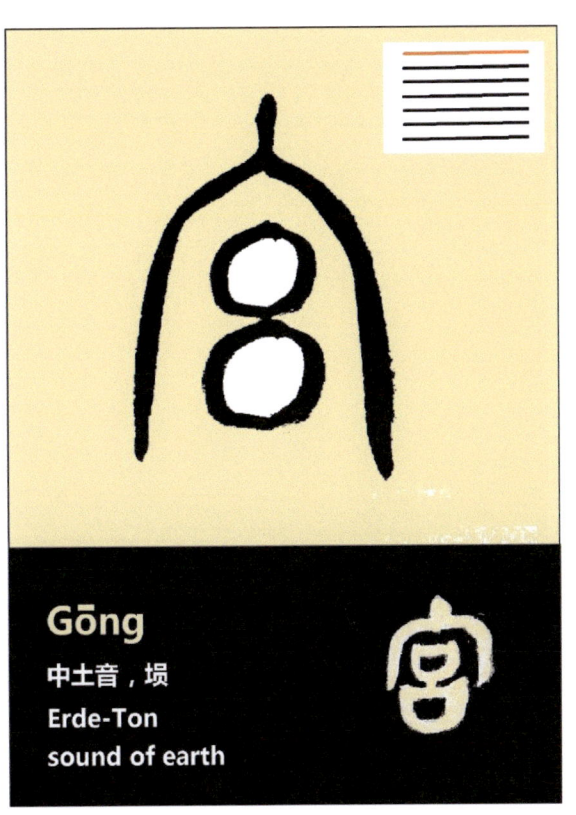

Gōng

中土音，埙
Erde-Ton
sound of earth

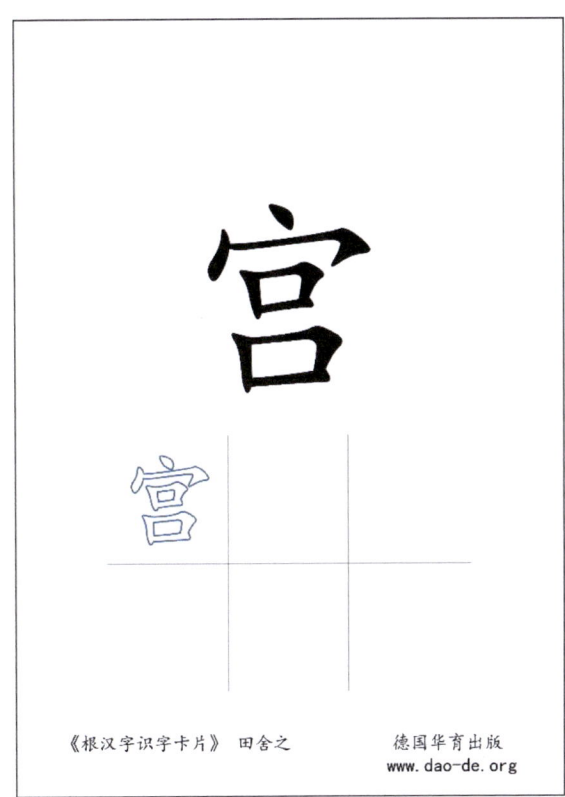

宫

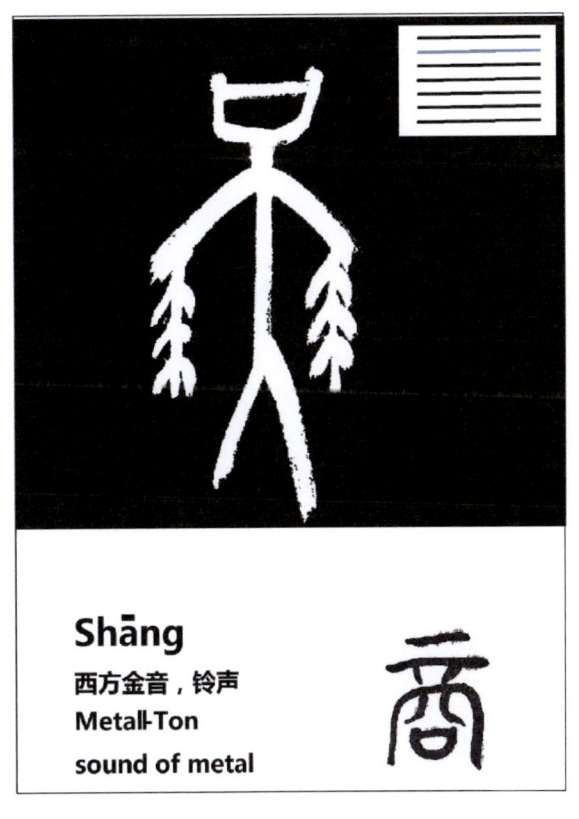

Shāng

西方金音，铃声
Metall-Ton
sound of metal

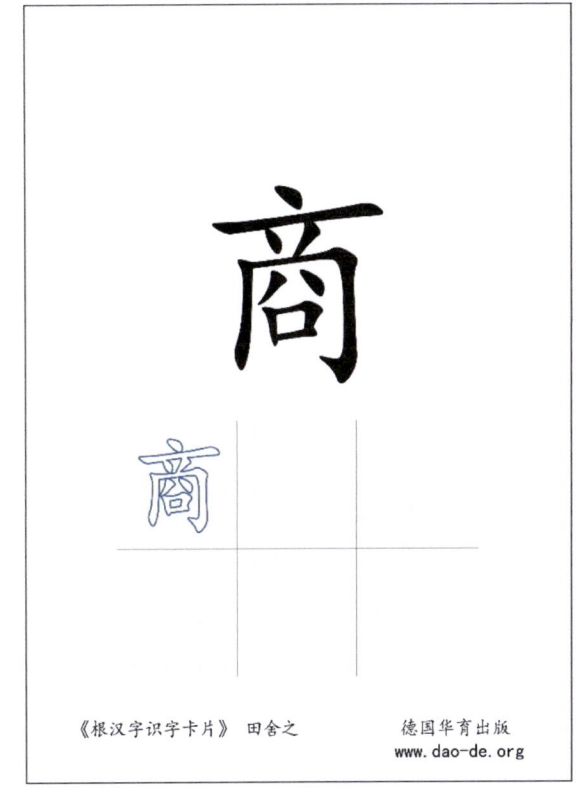

商

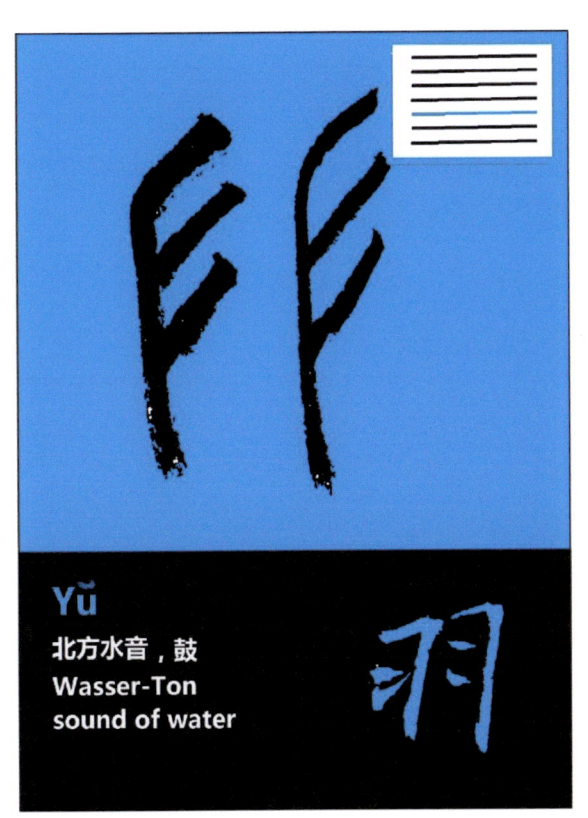

Yǔ
北方水音，鼓
Wasser-Ton
sound of water

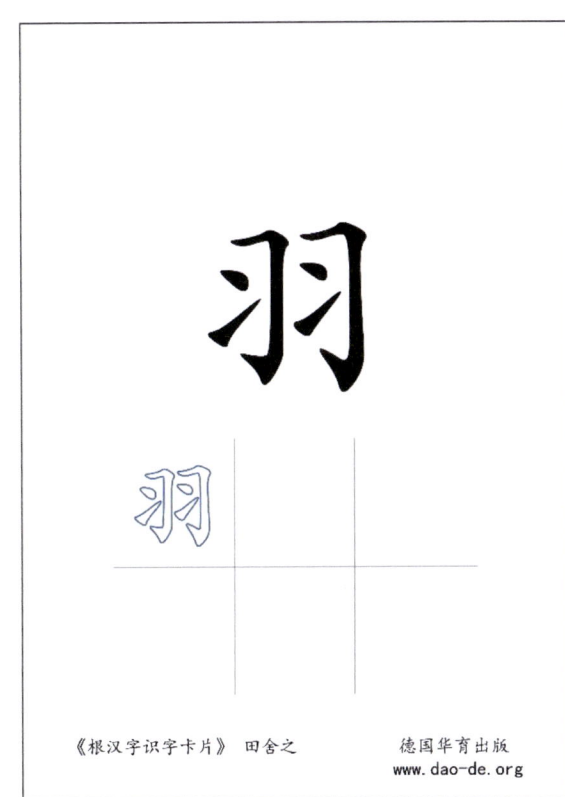

《根汉字识字卡片》 田舍之   德国华育出版
www.dao-de.org

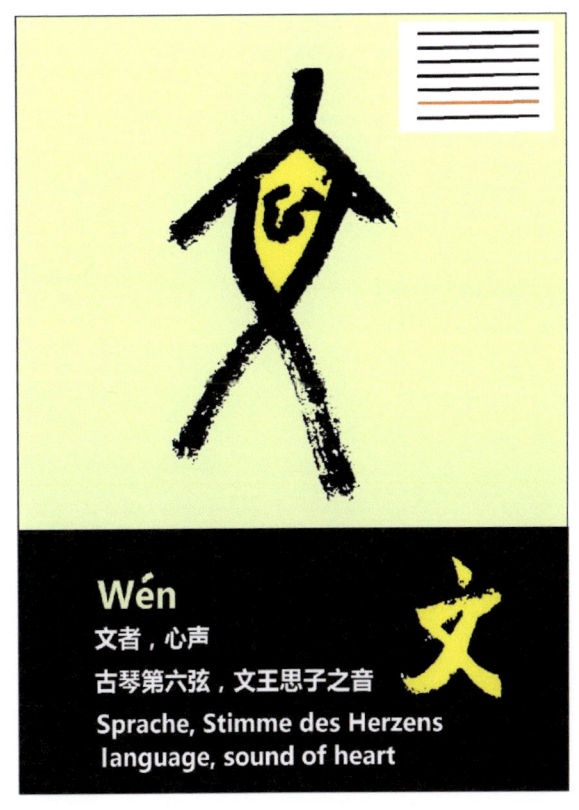

Wén
文者，心声
古琴第六弦，文王思子之音
Sprache, Stimme des Herzens
language, sound of heart

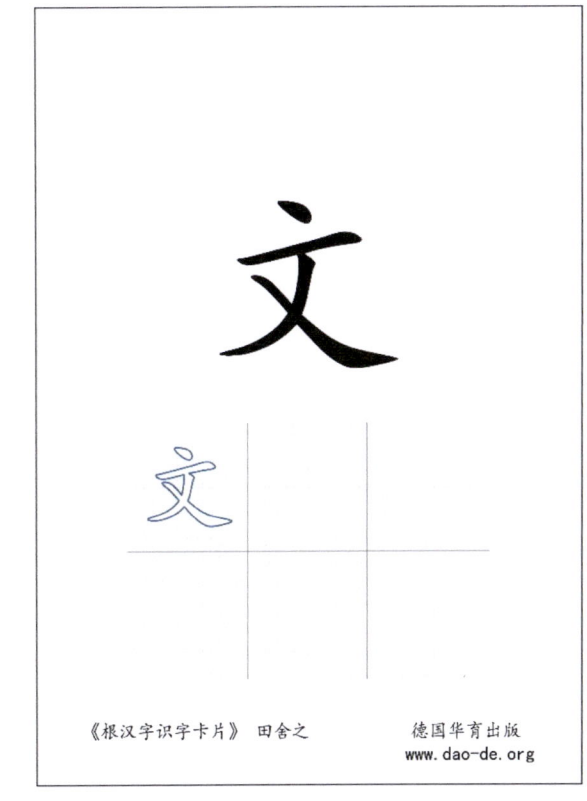

《根汉字识字卡片》 田舍之   德国华育出版
www.dao-de.org

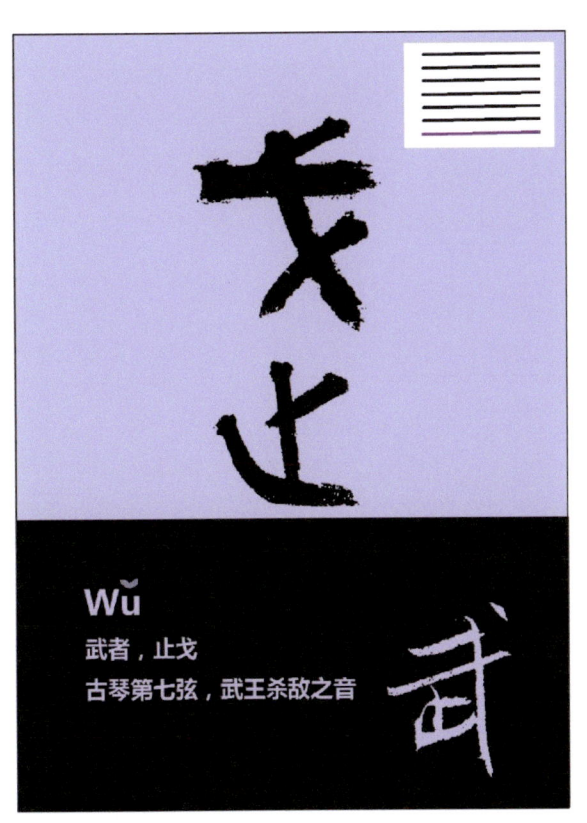

Wǔ
武者，止戈
古琴第七弦，武王杀敌之音

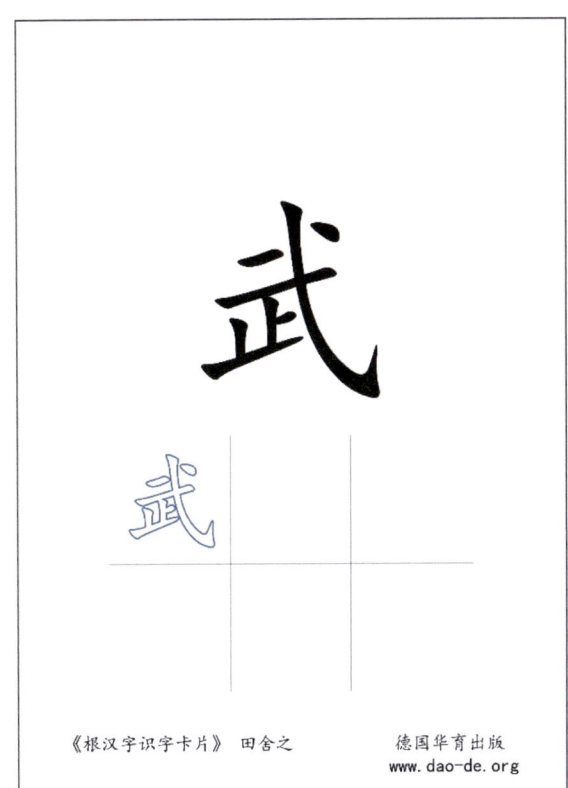

《根汉字识字卡片》 田舍之   德国华育出版
www.dao-de.org

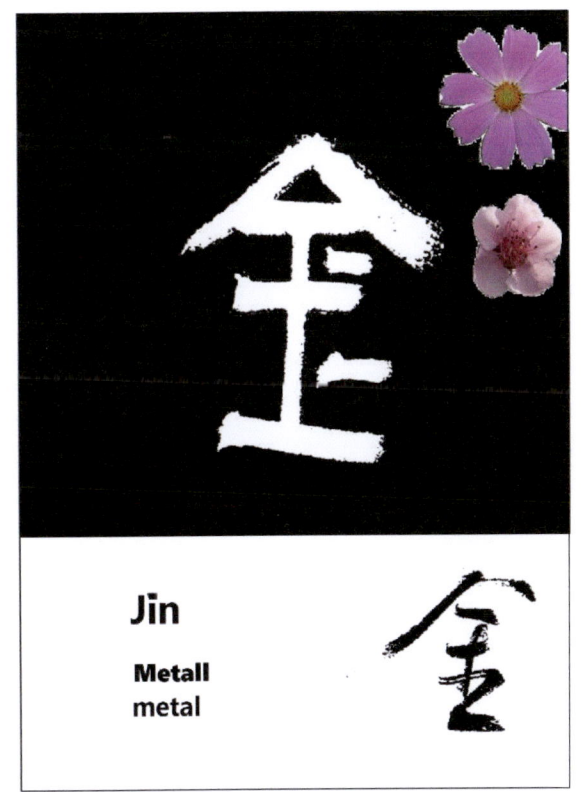

Jīn
Metall
metal

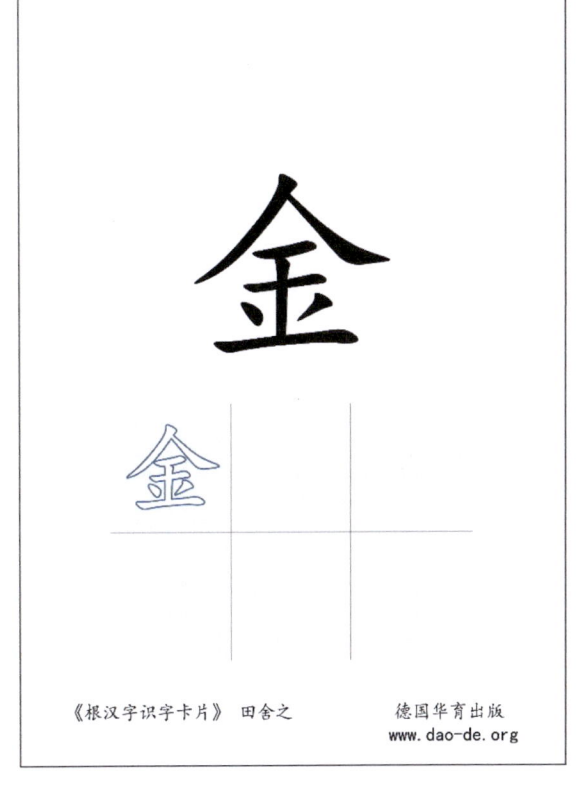

《根汉字识字卡片》 田舍之   德国华育出版
www.dao-de.org

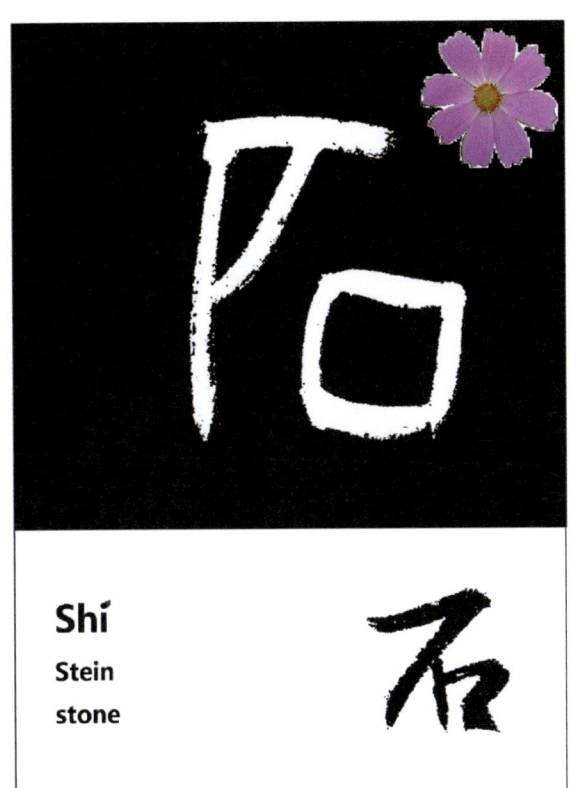

Shí
Stein
stone

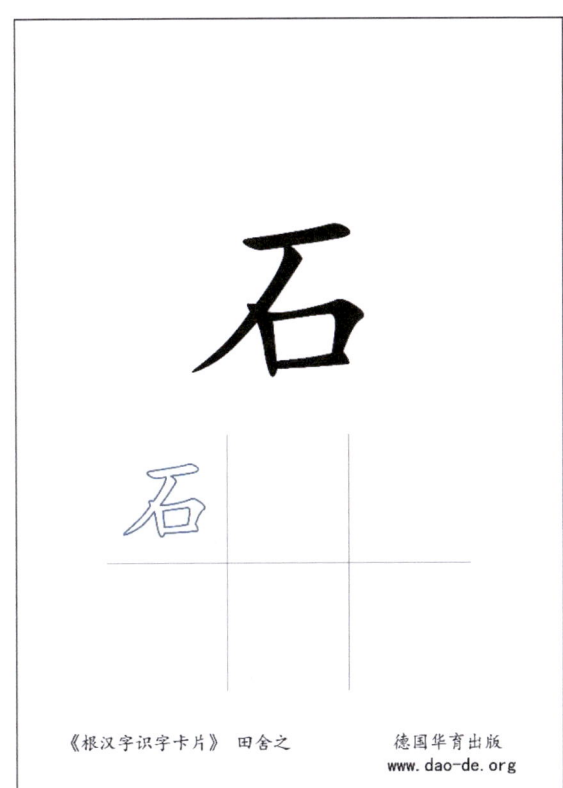

《根汉字识字卡片》 田舍之   德国华育出版
www.dao-de.org

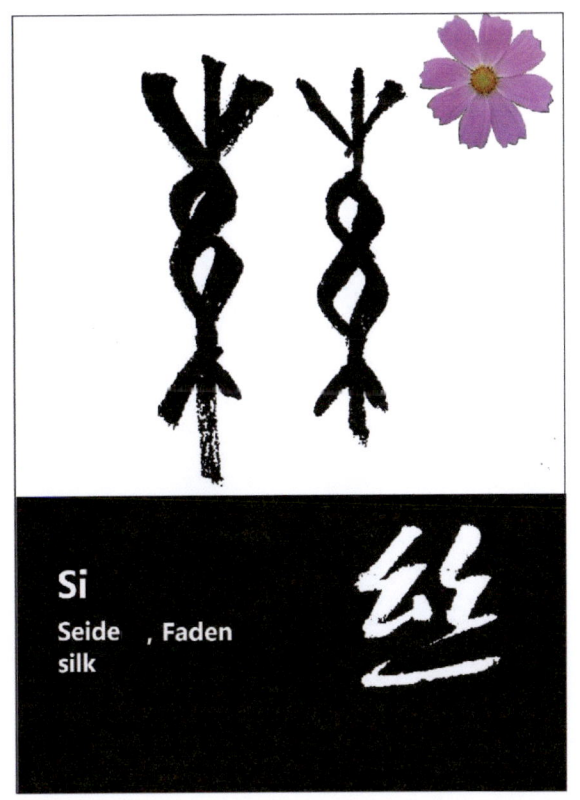

Sī
Seide, Faden
silk

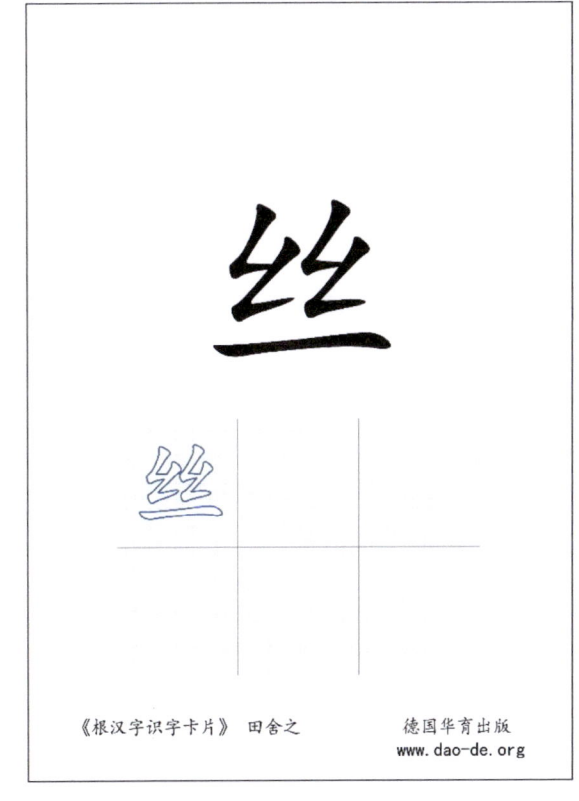

《根汉字识字卡片》 田舍之   德国华育出版
www.dao-de.org

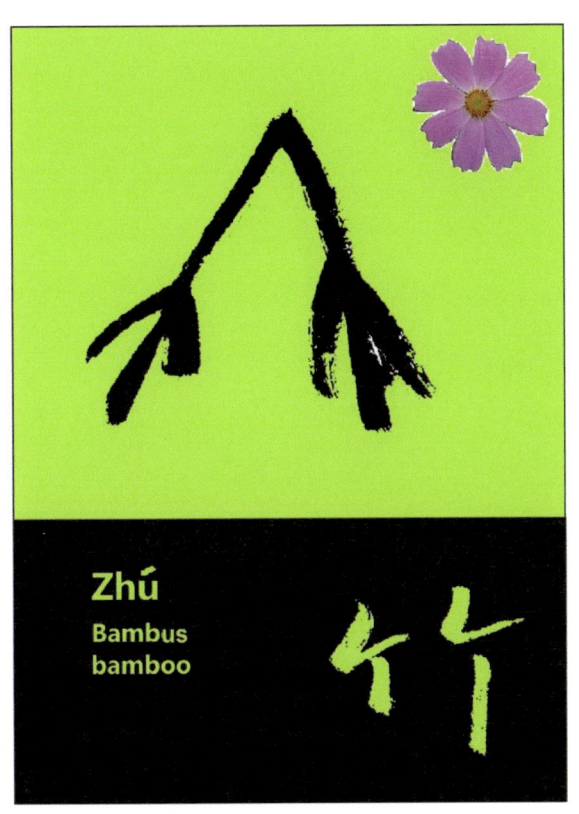

Zhú
Bambus
bamboo

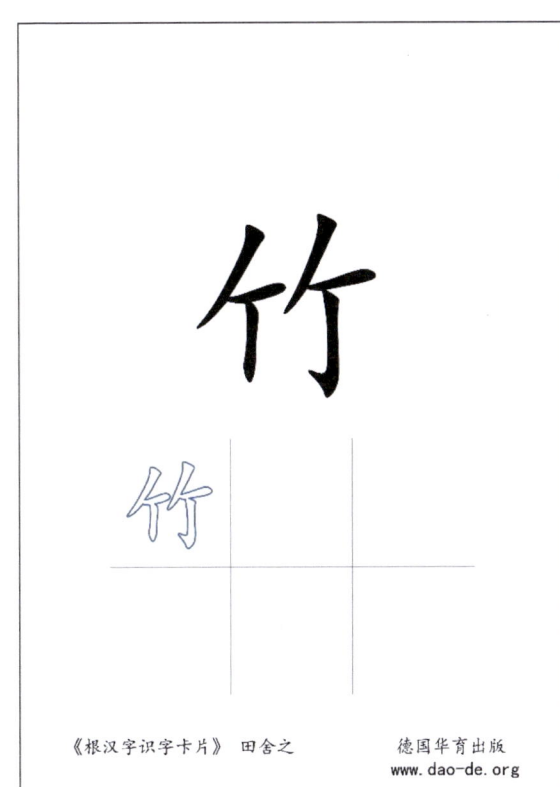

《根汉字识字卡片》 田舍之 德国华育出版
www.dao-de.org

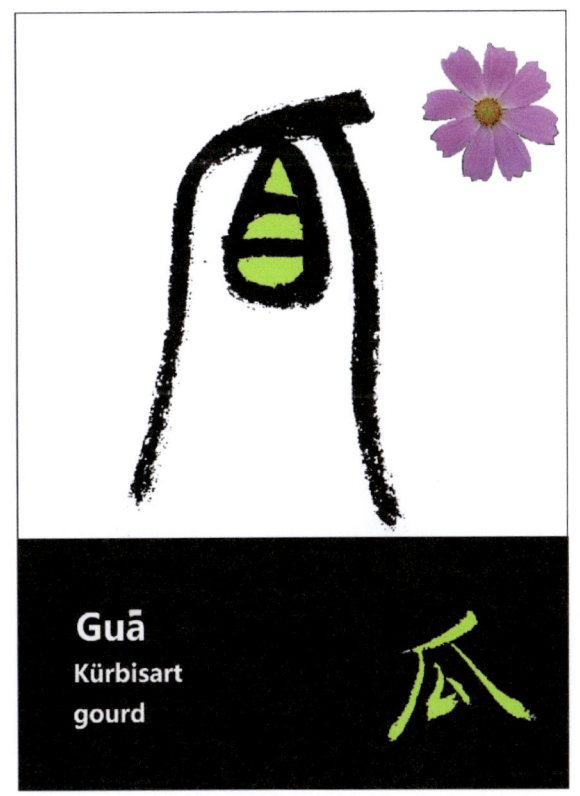

Guā
Kürbisart
gourd

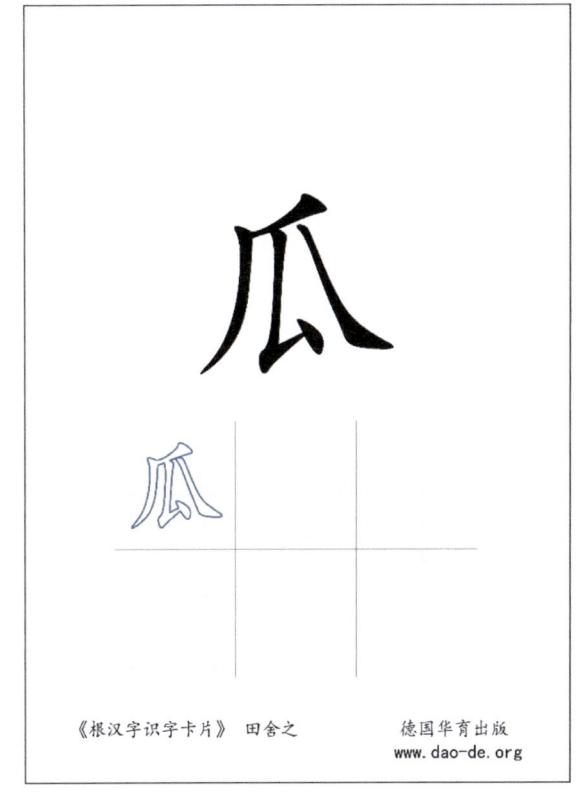

《根汉字识字卡片》 田舍之 德国华育出版
www.dao-de.org

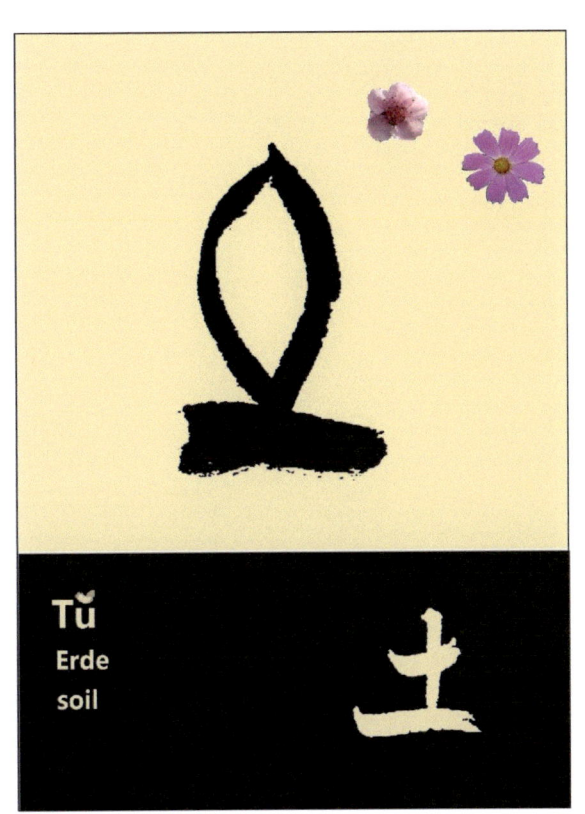

Tǔ
Erde
soil

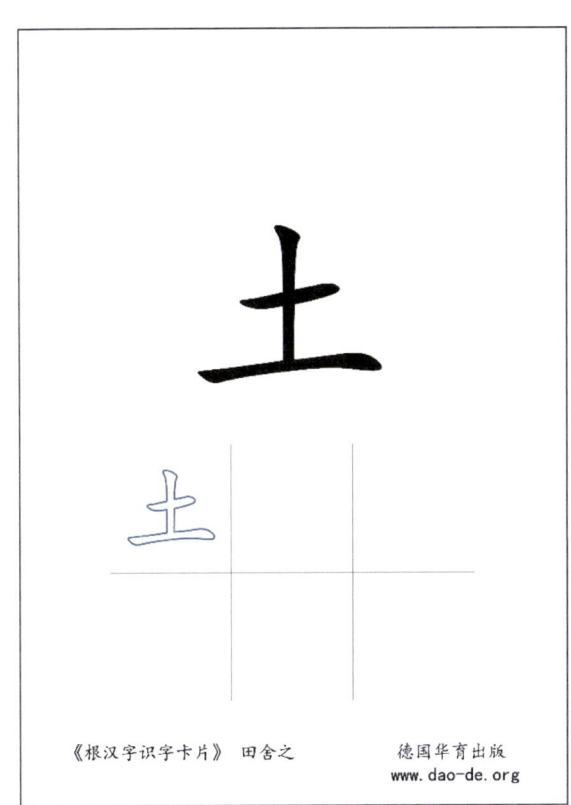

《根汉字识字卡片》 田舍之　　德国华育出版
www.dao-de.org

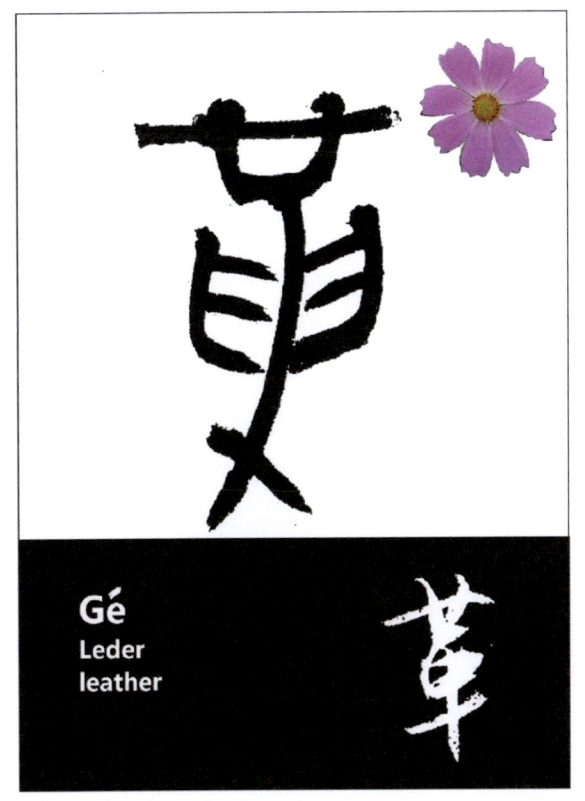

Gé
Leder
leather

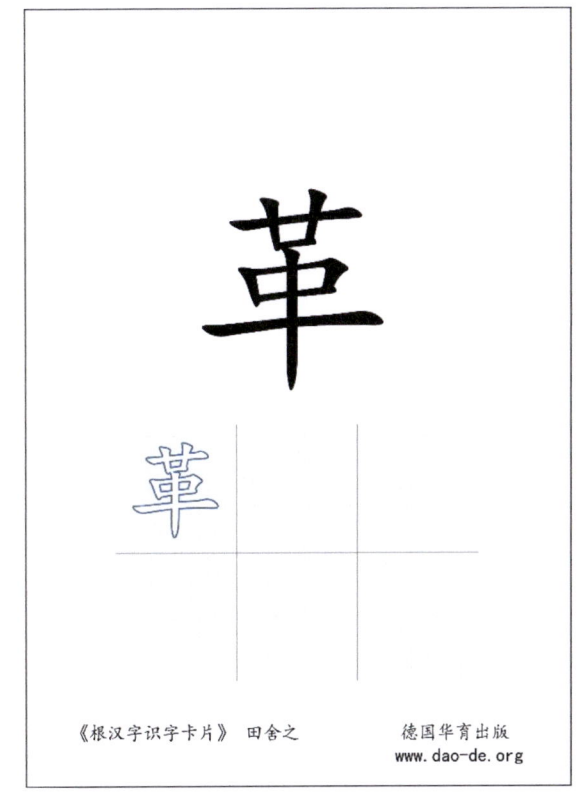

《根汉字识字卡片》 田舍之　　德国华育出版
www.dao-de.org

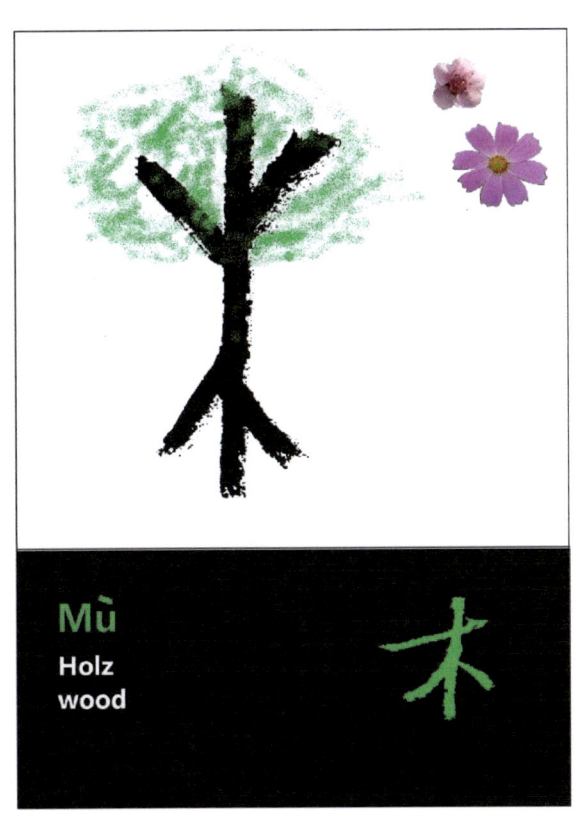

Mù
Holz
wood
木

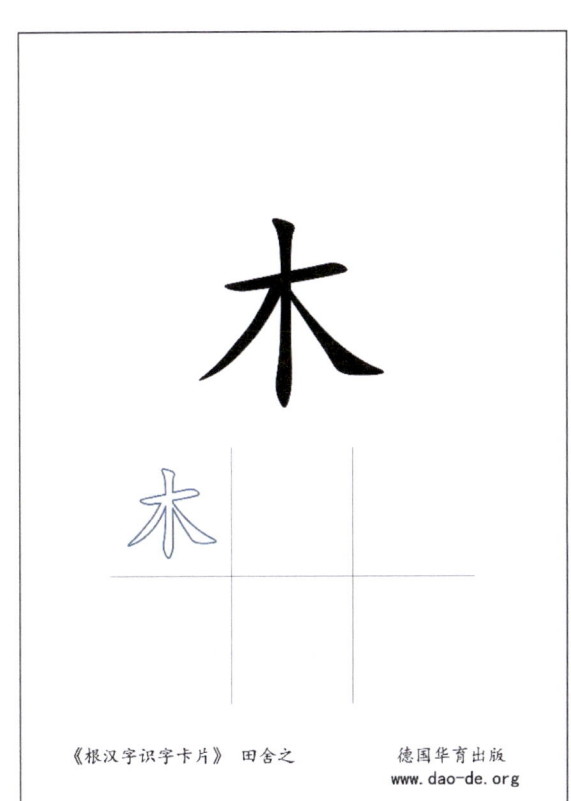

《根汉字识字卡片》 田舍之 德国华育出版
www.dao-de.org

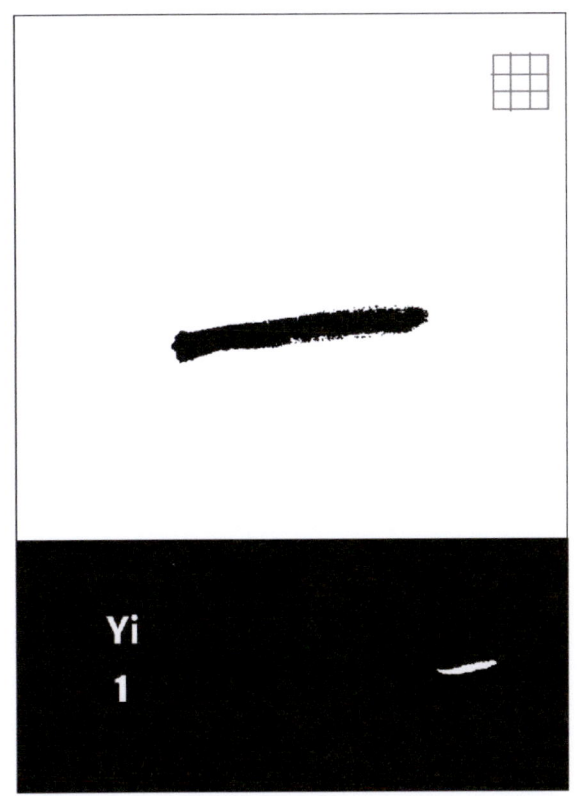

Yi
1

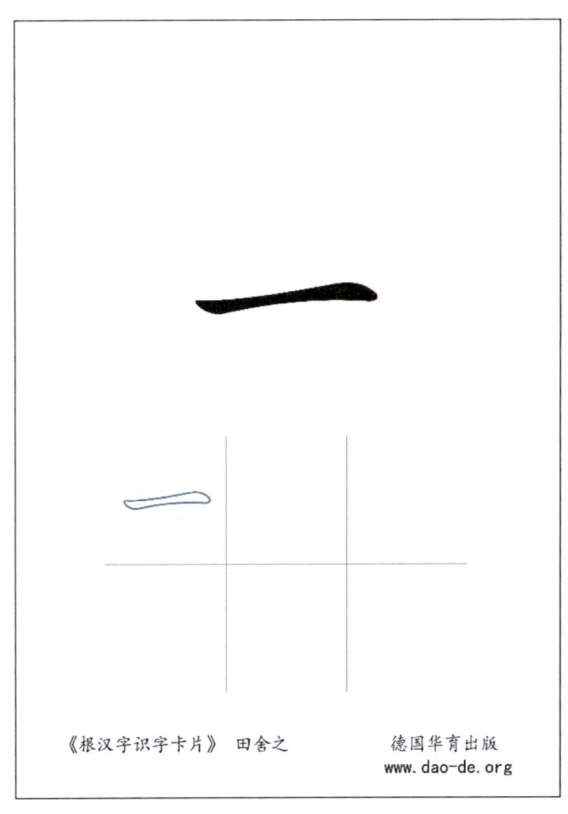

《根汉字识字卡片》 田舍之 德国华育出版
www.dao-de.org

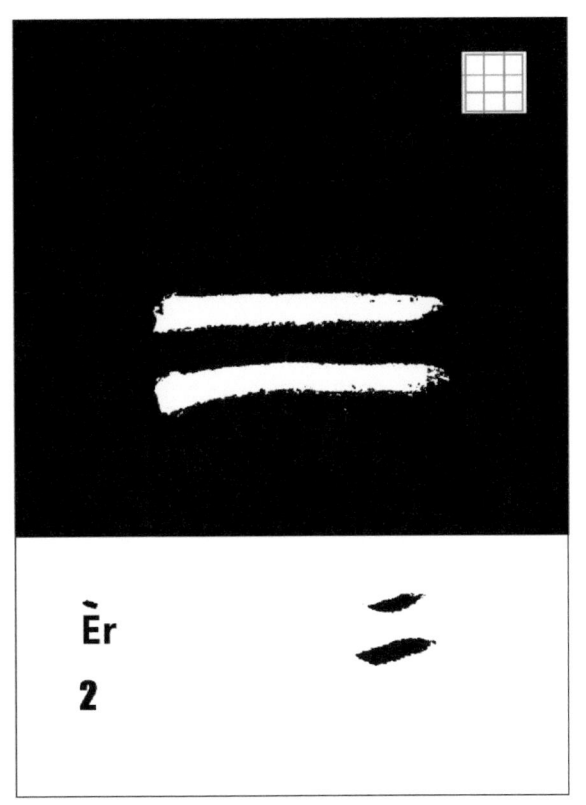

Èr
2

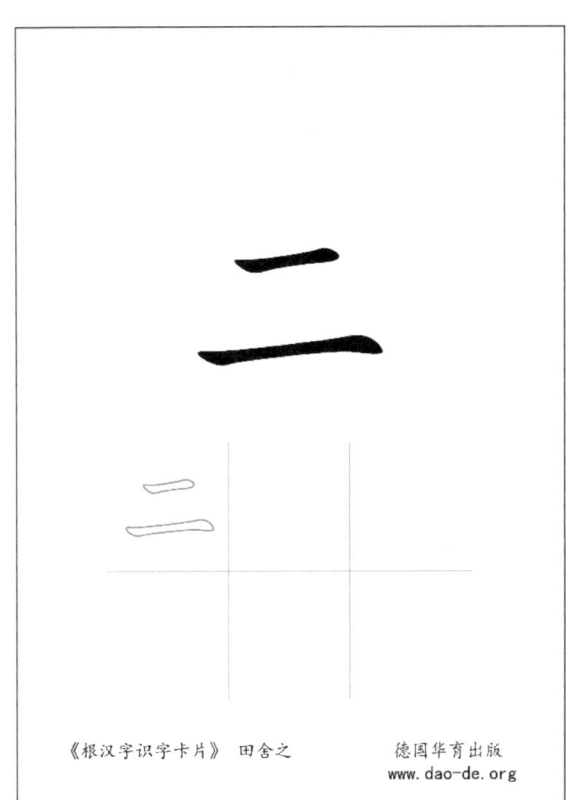

《根汉字识字卡片》 田舍之　　德国华育出版
www.dao-de.org

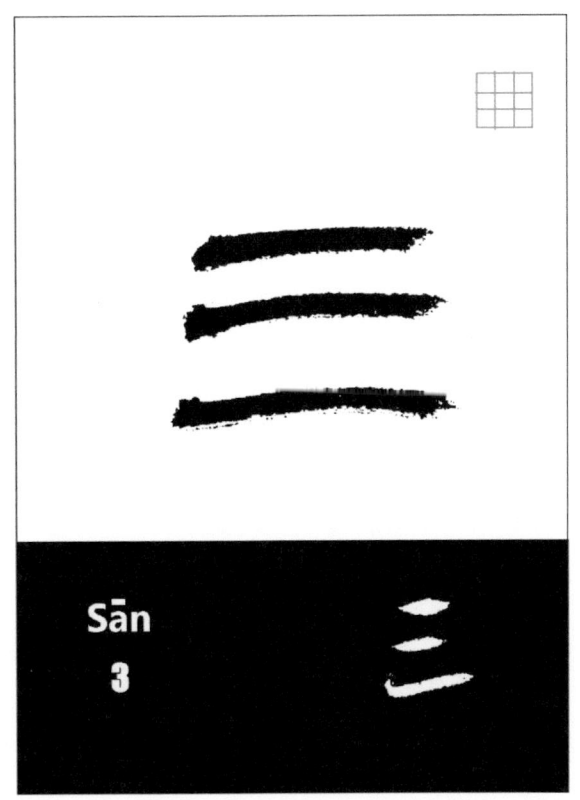

Sān
3

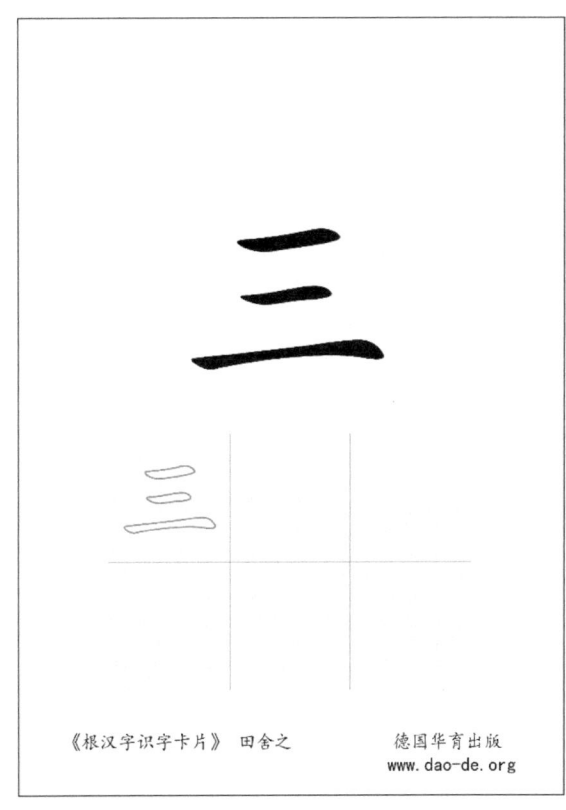

《根汉字识字卡片》 田舍之　　德国华育出版
www.dao-de.org

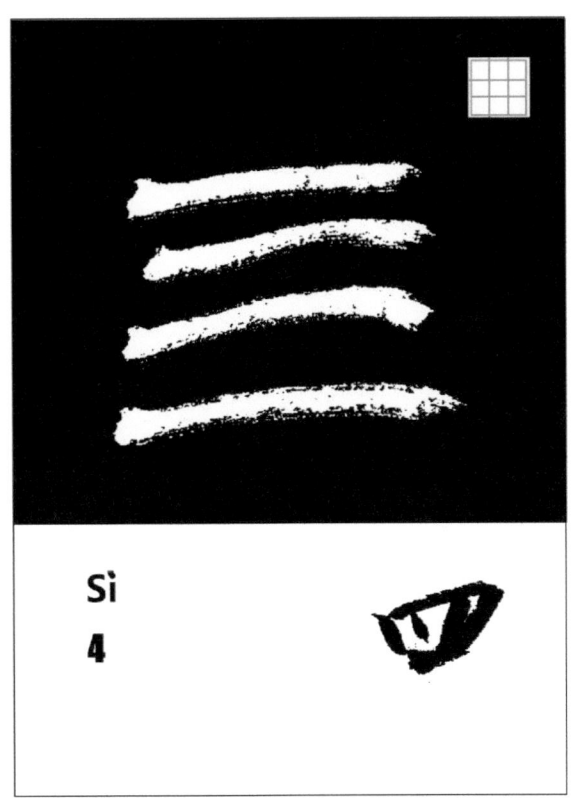
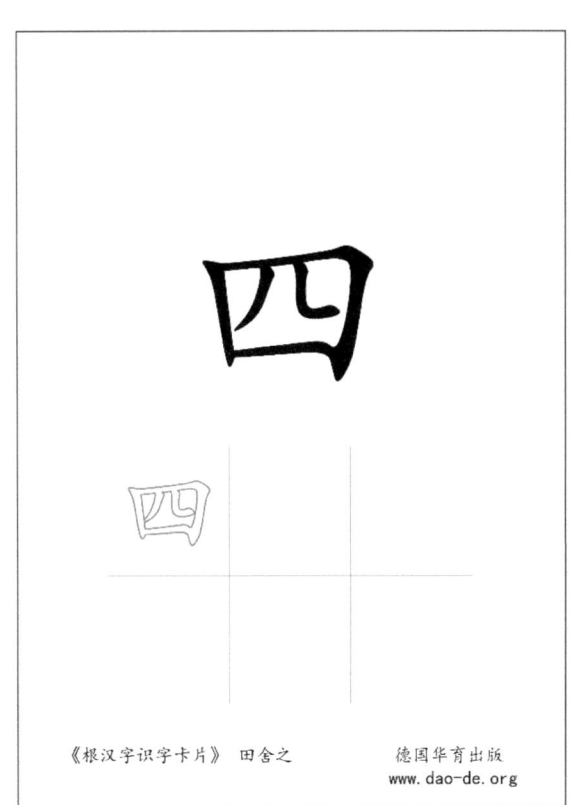
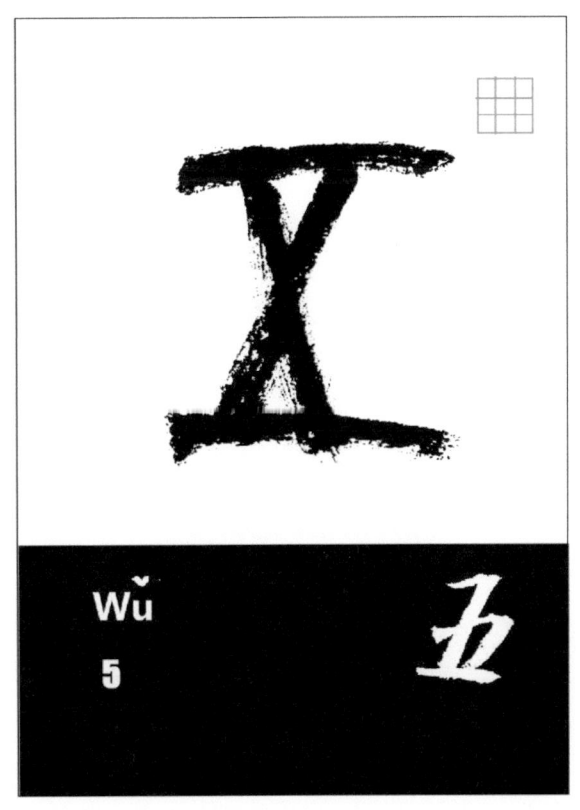
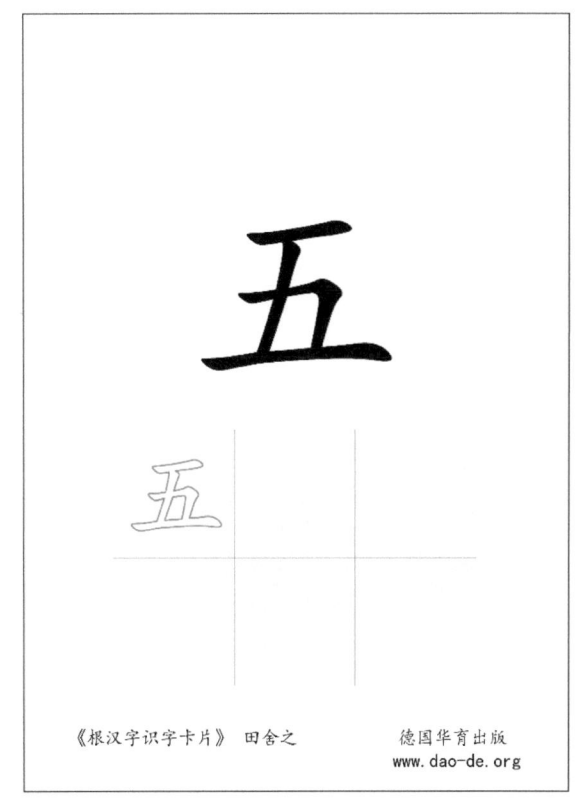

《根汉字识字卡片》 田舍之　　德国华育出版
www.dao-de.org

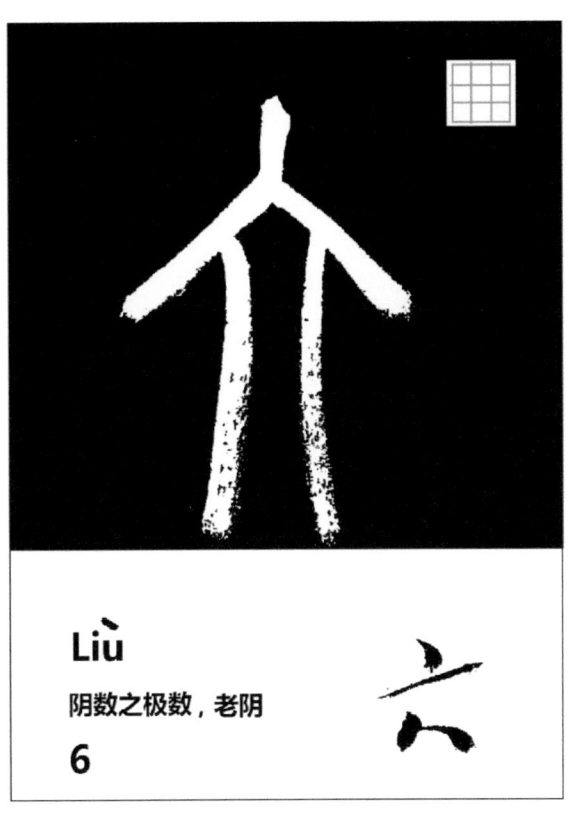

Liù

阴数之极数，老阴

6

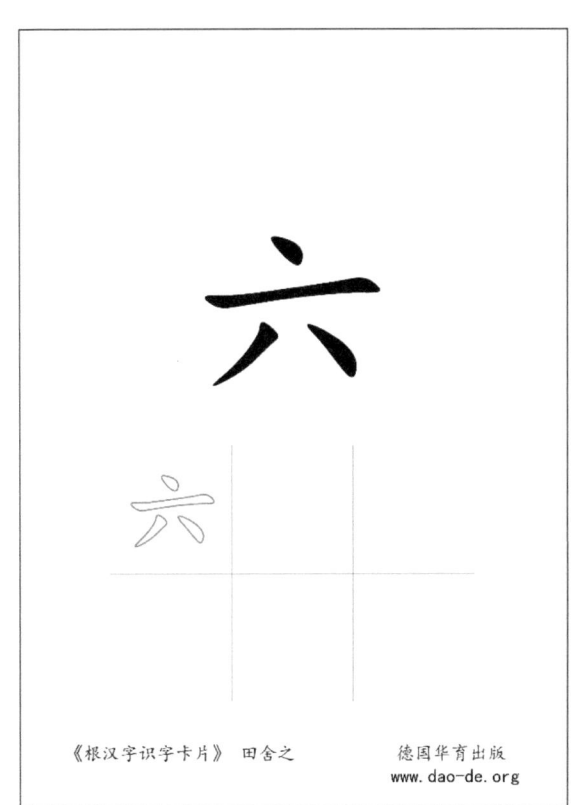

《根汉字识字卡片》 田舍之 　　德国华育出版
www.dao-de.org

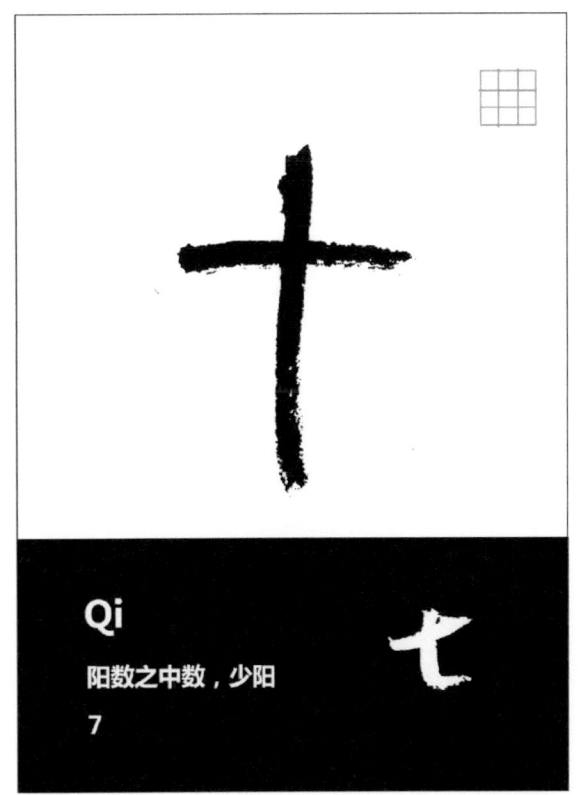

Qi

阳数之中数，少阳

7

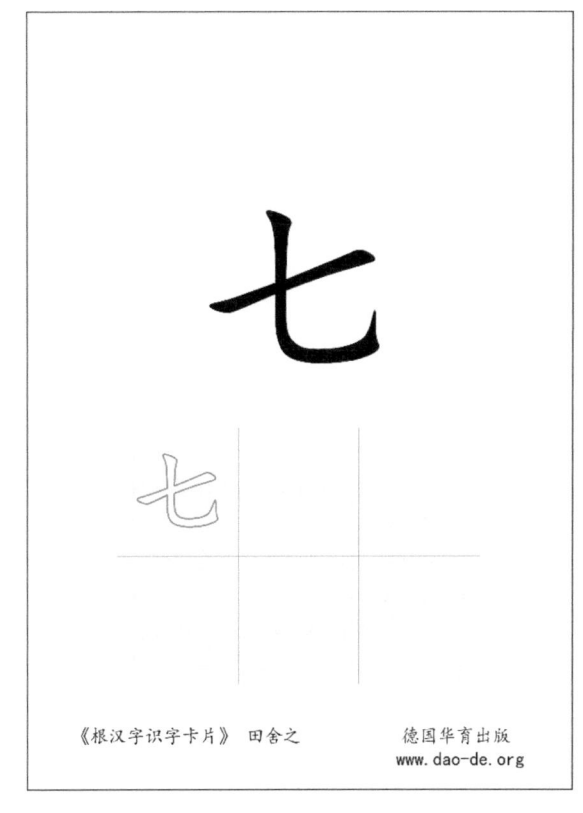

《根汉字识字卡片》 田舍之 　　德国华育出版
www.dao-de.org

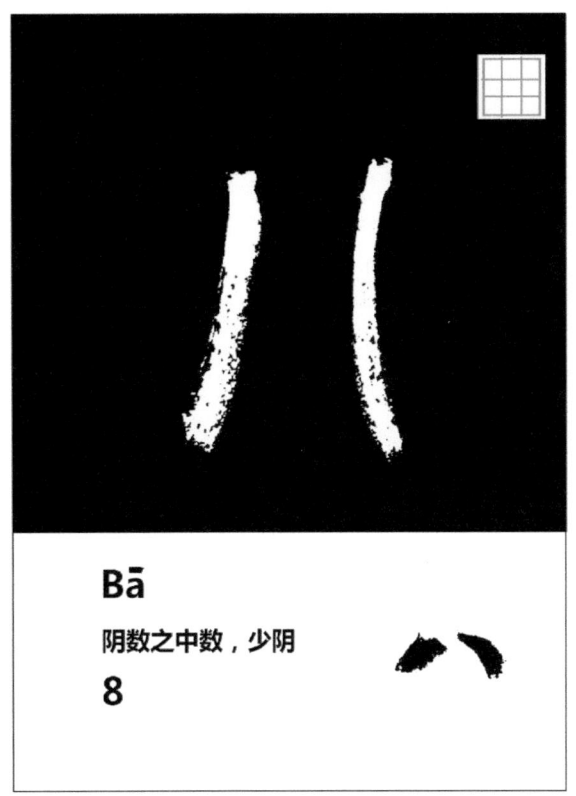

Bā
阴数之中数，少阴
8

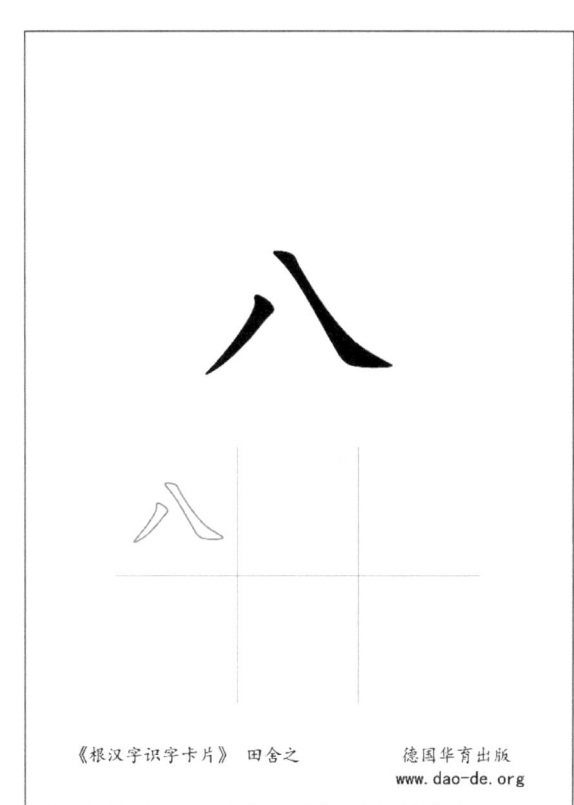

八

《根汉字识字卡片》 田舍之　　德国华育出版
www.dao-de.org

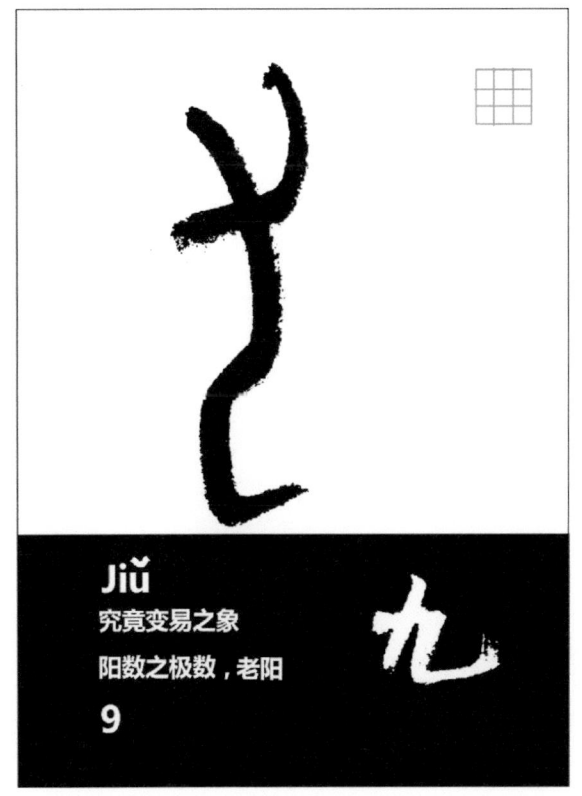

Jiǔ
究竟变易之象
阳数之极数，老阳
9

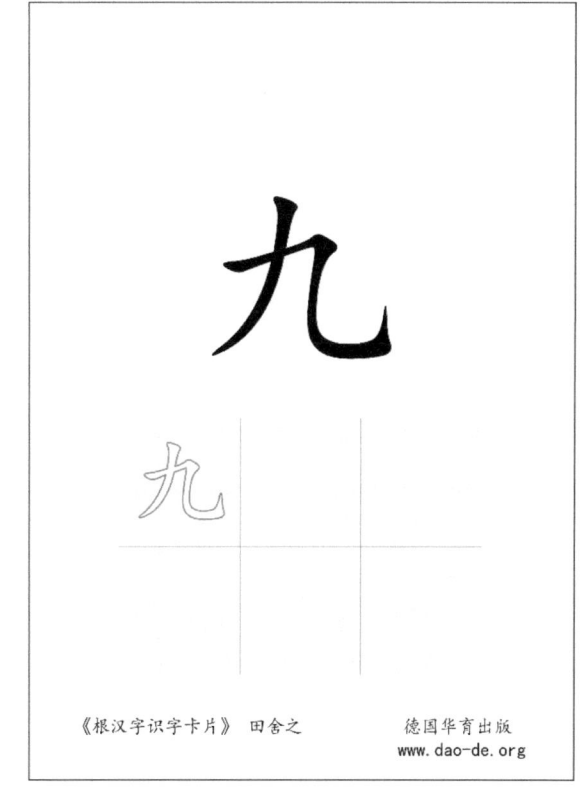

九

《根汉字识字卡片》 田舍之　　德国华育出版
www.dao-de.org

后记

笔者是德国慕尼黑工业大学理学硕士。为教孩子识字，查阅了各种高频汉字和根字资料，包括《简化汉字独体字表》，《偏旁部首表》，各种汉字输入法的字根，和坊间各种研究字源字根的书籍。通过汇总和分类，笔者发现：汉字的核心原件是约三百个根汉字（独体字和偏旁部首），而这三百个根汉字集中反映的是数理、阴阳、五行、天干地支，其次是自然，人身，先民，以及其生产生活。

笔者用这三百个根汉字创编了《识字歌》，力求让孩子学一首歌，就认识汉字的绝大部分根本部件。有了这个基础，就可以轻松以搭积木的方式组合变化，学习衍生汉字。本篇《根字谣》是《识字歌》的总诀。思路是，尊重中华文化的特点，用数理来统领三百个根汉字。结构如下：

一炁，即原始一炁
两仪，阴阳，以根汉字日月显示
三才，天地人
四极，东南西北
五行，木火土金水
六感，目舌口鼻耳心
七弦，角徵宫商羽文武
八音，金石丝竹瓜土革木。其中古八音第五个为匏[páo]，葫芦，考虑匏现不常用，用瓜来代替。
九宫，是九宫格局。

以上，这个根字塔暗含了一到九，为学生奠定数理之基。传统文化中的数字可初步理解如下：
一，三，五，七，九，为阳数，从小到大正行，其中，一为生，三为立，五为成，所以万物演变到五就成形了，七为极，为阳数的中数，九为变，甲骨文为穷极生变的形象。九后没有十，十的甲骨文，就是一个新的一。
八，六，四，二，为阴数，从大到小逆行，其中，八为八风，八方，八卦，八音，六为六气，六经，六合，四为四相，四极，四季，二为两仪。
如上，每个数字之间，不像现代数学认为的，是一加一的累进关系，而是相对独立，一个数字代表了一个境界。如果硬要总结数字之间的相互关系，有一句话大概能够给我们提示，即阴为体，阳为用。
以上为根字谣的思路设计，欢迎大家讨论。

2012年，沈德本老先生教我太极拳，让我对传统文化有了直观的体验。此后，又有多位老师给我讲解了传统文化的不同方面。

田舍之先生是著名的书法家，国学家。他的字中正，活泼。在《汉字可以这样画》中，先生写到，他日日研习古文，见字字俱有生命。得知海外学字不易，先生慨然相助，本书的三百个根字字例，都是先生赐笔。

顾林雁女士是知名歌唱家、声乐教育家，为帮助我把识字歌谱曲传唱，她花了一年的时间，辅导我乐理和声乐的系统知识，并对曲谱进行了把关。旅加琴医郭原，德国乐器师海纳和音疗师辛蒂丝曼指点我认识音律与身心健康的关系。著名经络科学家缪强教授审阅了本书的哲学部分。堪舆家钱杰修订了风水一章。中医大家解余宏特为读者拍摄了八段锦拳照。武术家卢建波对导引一章进行了把关。

海恩茨•费尔伯特是德国萨克森州麦森市一所文理中学的艺术教师，德累斯顿艺术家协会会员。从1996年开始学习中国书法，二十多年来他将书法与版画艺术结合起来，创作了很多活泼生动的作品，并以寓教于乐的方式教德国孩子们写中国字。他花费大量时间，将本书翻译为德语。陈诗斐女士是新加坡华人，她热心的帮助我校对了本书的英文翻译。

谨以此书礼敬大家。

本套教材编撰历时五年，不求面面俱到，只希望在有限的学习时间，一瞥汉字的根源，并通过韵文反复唱诵，记住。海外学汉字，条件艰难，常有断续，故把最重要的东西放在最前面。本书配套的双语韵文描红绘本《一个大鸡蛋》，《阴阳》和《四季》等也已出版。

如读者对书的内容有疑问，可以和作者一起研讨。我的微信是VCL-Li。

李阳 于己亥年寅月

三百根字 一首歌

《根汉字 唱中文》韵文教材

国学家 田舍之 作家 李阳
美术家 海恩茨费尔伯特 陶宜妮
声乐家 顾林雁 乐器师 汉纳斯海纳
音乐疗法师 辛蒂丝曼
朗诵 朱非凡 演唱 哆唻咪合唱团

历时五年 韵律呈现

配套读物

进阶韵文教材

《识字歌》 叁佰根字一首歌
阴阳运，化五行。
五行分，十天干。

《五字诀》 认识五行类相
五气如何运？升浮化降沉。

韵文描红绘本

《一个大鸡蛋》 开天辟地，有人生。
一个大鸡蛋，一刀分两半。

《阴阳》 一起来找朋友吧！
孤阴不生，独阳不长

《四季》 黄帝内经四时养生
春生，夏长，秋收，冬藏

《聪明的乌龟》 八卦起源

《十个胖娃娃》
老天爷，肚子大，生了十个胖娃娃。
甲乙丙丁和戊己，庚辛壬癸个个夸。
他们都长啥样呢？

《十二生肖捉迷藏》
子鼠子鼠，喝凉水；
丑牛丑牛，扭扭头…
十二地支里，藏着十天干，来画册里找找看吧。

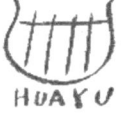

德国华育出版社
www.dao-de.org